X線と内視鏡の比較で学ぶ
H. pylori 胃炎診断
新時代の胃がん検診を目指して

編集：ピロリ菌感染を考慮した胃がん検診研究会

文光堂

執筆者一覧

■ 監修（研究会代表）

中島滋美	滋賀医科大学地域医療教育研究拠点・JCHO滋賀病院 総合診療科

■ 編集委員

編集長	寺尾秀一	加古川中央市民病院 内科・消化器内科
副編集長	山道信毅	東京大学医学部附属病院 消化器内科・予防医学センター
	安保智典	小樽掖済会病院 健康管理センター
	伊藤高広	奈良県立医科大学 放射線医学教室
	伊藤慎芳	四谷メディカルキューブ 消化器内科
	入口陽介	東京都がん検診センター 消化器科
	小林正夫	京都第二赤十字病院 健診部
	齋藤洋子	茨城県メディカルセンター・水戸市医師会
	笹島雅彦	ひもんや内科消化器科診療所

■ 執筆者（執筆順）

伊藤慎芳	四谷メディカルキューブ 消化器内科
安田 貢	KKR高松病院 人間ドックセンター
宮原広典	鹿児島厚生連病院 健康管理センター
吉村理江	博愛会 人間ドックセンターウェルネス
青木利佳	とくしま未来健康づくり機構 徳島県総合健診センター
赤羽たけみ	奈良県立医科大学 消化器・内分泌代謝内科
八板弘樹	松山赤十字病院 胃腸センター
蔵原晃一	松山赤十字病院 胃腸センター
平田 敬	松山赤十字病院 胃腸センター
間部克裕	国立病院機構函館病院消化器科・消化器病センター
鈴木英雄	筑波大学附属病院 つくば予防医学研究センター
山道信毅	東京大学医学部附属病院 消化器内科・予防医学センター
伊藤高広	奈良県立医科大学 放射線医学教室
川田和昭	静岡赤十字病院 健診部・経鼻内視鏡センター
加藤勝章	公益財団法人 宮城県対がん協会がん検診センター
吉澤和哉	済生会新潟第二病院 検診センター
鎌田智有	川崎医科大学総合医療センター 健康管理学

推薦のことば

　株式会社文光堂より「X線と内視鏡の比較で学ぶ*H.pylori*胃炎診断」が上梓された．この本は，JCHO滋賀病院の中島滋美先生が代表世話人を務める「ピロリ菌感染を考慮した胃がん検診研究会（略称：ピロ研）」で活躍している諸先生らにより執筆され，加古川中央市民病院の寺尾秀一先生と東京大学消化器内科の山道信毅先生をはじめとする9名の編集委員により編集されたものである．X線と内視鏡，および血液検査等の所見を総合した「*H.pylori*感染を考慮した背景胃粘膜診断」の啓発本であり，ピロ研のこれまでの研究成果の集大成と言えるものである．

　*H.pylori*未感染者では胃がんの発生が極めて稀であり，また*H.pylori*未感染胃がんの特徴も既に明らかになってきていることより，X線や内視鏡による胃がん診断において，*H.pylori*感染を考慮した背景胃粘膜診断は大変重要なものになっている．*H.pylori*未感染で胃底腺ポリープを有する受診者が，毎年のように要精検となっていることは，かつての胃がん検診の現場ではそれほど珍しいことではなく，胸が痛む思いをしてきたが，今では許されることではない．背景胃粘膜診断を行わないで胃がんスクリーニングを行うことは，GPSを装備しないで大海原を航海することに等しいと言える．本書は，この領域では本邦の第一人者らによる，豊富で綺麗な画像と懇切丁寧な解説によって，初心者であっても容易に背景胃粘膜診断を習得できるように構成された，優れた教科書である．背景胃粘膜診断のバイブルと言っても過言ではない．

　日本消化器がん検診学会は2017年に「胃X線検診のための読影判定区分アトラス」を発刊した．本アトラスは胃X線検診の精度管理が主な目的であるが，「背景胃粘膜診断を伴わない胃がんスクリーニングは有り得ない」というメッセージも含まれている．その意味では，「X線と内視鏡の比較で学ぶ*H.pylori*胃炎診断」と「胃X線検診のための読影判定区分アトラス」は車の両輪であり，本書を良く理解してこそ，胃X線の読影判定区分も正しく運用できるというものである．このことも，私が本邦の消化器内視鏡医，放射線科医に本書を薦める理由である．

2018年2月
日本消化器がん検診学会　理事長
渋谷大助

巻頭言

　ヘリコバクター・ピロリ（Hp）が胃がんの主因として認識され，「Hp感染を考慮した胃がん検診を行うべき」との考えから，全国から有志が集い，2013年「**ピロリ菌感染を考慮した胃がん検診研究会（略称：ピロ研）**」が誕生した（ピロ研ホームページ参照）．同年Hp感染性胃炎に対しても除菌が保険適用になり，除菌により胃がんの一次予防の道が開けた．あとは感染者を発見して除菌に誘導することと，過去の感染者に定期的胃がん検診を受けてもらえれば効率的な二次予防になる．

　しかし，感染があるにもかかわらず，自分が感染者だとは知らされず，除菌せずに毎年検診を受けているだけの人がまだ多くいる．幸い除菌療法を受けたとしても，胃がんリスクが残っていると知らされず検診を定期的に受けていない人もいると思われる．また，そもそも胃がん検診を受けていない人が50〜70％ぐらいいるという（国民生活基礎調査では，30〜50％の人が1年以内に胃の検査を受けたという）．一方，Hpに一度も感染したことのない未感染者が増加している．このような人は胃がん低リスクなので毎年検診を受けなくてよいかもしれない．

　このように，世の中には定期的検診を積極的に受けるべき人とあまり頻繁に受けなくてもよいかもしれない人がいる．それなら対象者を2つの集団に分ければかなり効率的な胃がん検診・胃がん死予防システムが構築できるであろう．しかも，胃がん低リスクの人に毎年検診を受けなくてよいとすると不要なX線被曝や内視鏡検査の機会を減らし，検診にかかる費用を減らすことも可能で，医療経済的にもメリットがある．

　そこでピロ研は，発足以来「Hp感染を考慮した胃がん検診と効率的な胃がん死予防システムの構築」を目標に研究および教育活動を続けてきた（表1）．2016年に胃がん検診として内視鏡検診が認められたこともあり，今回，これまでの知見をまとめ，X線と内視鏡，および血液検査などの所見を総合し，「**Hp感染を考慮した背景胃粘膜診断**」の啓発本を作成することにした．この本の基本コンセプト（表2）をぜひご覧いただきたい．本書を読み，それぞれの場面で活用し，少しでも多くの胃がん死を減らすよう活動していただけたらありがたい．

　本書の企画に賛同し寄稿してくれたピロ研世話人各位，文光堂さん，そして忙しい中たいへんな編集の労をお取りいただいた寺尾秀一先生と山道信毅先生に深謝する．

2018年2月
ピロリ菌感染を考慮した胃がん検診研究会　代表世話人
中島滋美

表1　ピロ研のあゆみ

研究会	開催日	開催地	当番世話人	内容
第1回	2013年3月16・17日	大津	中島滋美	PD：ピロリ菌感染者全員除菌時代の胃がん検診はどうあるべきか？ PD：ピロリ菌感染胃と未感染胃の画像による区別―ゴールドスタンダードはどのような所見か？ 研修会：胃X線検査によるピロリ菌感染診断とその応用（消化器がん検診学会近畿支部研修会と併催）
第2回	2013年6月9日	仙台	加藤勝章	PD：ピロリ菌除菌時代にあって胃X線検診に新たに求められるもの―ピロリ菌感染胃炎のX線診断のポイントと問題点―
第3回	2013年10月12・13日	東京	入口陽介	前日討論：胃がんリスク検診（ABC検診または胃がんリスク評価）に関するコンセンサスミーティング2013 PD：胃X線・基準撮影法におけるピロリ未感染診断基準の確立と応用 講習会：未・現・既感染の考え方
第4回	2014年5月17・18日	福岡	吉村理江	前日討論：胃X線検診の管理区分・読影基準についての意見交換会 PD：胃がん検診（X線・内視鏡）におけるピロリ菌感染診断の確立にむけて LS：これからの胃がん対策におけるABC分類，胃X線，内視鏡検診の役割を考える 講習会とテスト演習：ピロリ菌感染の画像診断をマスターしよう
第5回	2014年8月9・10日	札幌	間部克裕	PD：ピロリ菌除菌時代の胃がん検診方法の確立に向けた前向き研究（第23回消化器疾患病態治療研究会と併催） 北海道地区研修会：今でしょ！背景胃粘膜診断 ミニWS：ピロリ菌感染を考慮したX線を用いた胃がん検診を考える〜除菌時代の胃がん検診を視野に入れながら〜
第6回	2015年6月7日	大阪	小林正夫	PD：ピロリ菌感染診断・除菌治療保険適用後の胃X線検診，内視鏡検診，ABCリスク評価 講習会とテスト演習：背景胃粘膜診断―基礎から実践まで―
第7回	2016年6月12日	鹿児島	宮原広典	PD：これからの胃がん検診はどのように変わるべきか？ LS：画像検査におけるH. pylori感染診断のコツ 講習会と演習：ピロリ菌感染の画像診断　実戦演習
第8回	2017年6月25日	つくば	齋藤洋子, 鈴木英雄	PD：内視鏡胃がん検診時代の幕開け〜胃X線検査との棲み分け〜 LS：これだけは知っておこう！胃X線・内視鏡によるピロリ感染診断 テスト演習：ピロリ菌感染の画像診断　実践演習
第9回	2018年6月10日予定	新潟	成澤林太郎	未定

PD：パネルディスカッション，LS：ランチョンセミナー，WS：ワークショップ
詳しくは，ピロリ菌感染を考慮した胃がん検診研究会のホームページをご参照ください.
ピロ研ホームページ：http://hp-igan-kenshin.kenkyuukai.jp/about/
ピロ研にはホームページから入会できます.

表2　本書の基本的コンセプト

ピロリ菌（Hp）感染は胃がんの大きなリスクであり，胃がん検診に考慮されるべきである．Hp感染状況は，画像検査時の背景胃粘膜診断で判別可能である．背景胃粘膜診断は，胃がん検診の読影・事後指導（健康教育）・リスク層別化・効率的な胃がん検診・胃がん死予防戦略などに応用することができる．胃X線または内視鏡検査単独でもかなり正確な背景胃粘膜診断ができるが，不完全な点もある．一方ABC法（胃がんリスク層別化検査）などの血液検査は簡便なリスク層別化法であるが，不十分な点もある．しかし，画像検査と血液検査を併用すると，より正確な背景胃粘膜診断が可能である．さらに，正確な背景胃粘膜診断を知ることにより，普段の画像診断をより正確に実施することが可能となる．本書は，画像検診担当医や放射線技師が背景胃粘膜診断をするためのマニュアルとなるだけでなく，将来背景胃粘膜診断を胃がんリスク層別化や効率的な胃がん検診・胃がん死予防戦略に応用することを目指している．

目 次

推薦のことば

巻頭言

1章 診断法

1. 血清Hp抗体，ペプシノゲン法の概要 …… 2

2. X線によるHp感染状態(未・現・既感染)の判定方法

1) 対策型胃X線検診のためのHp感染診断の基礎 …… 9

2) 胃がんリスクとHp感染状態(未・現・既感染)の判定法 …… 16

3. 内視鏡によるHp感染状態(未・現・既感染)の判定方法 …… 38

2章 症例提示

1. Hp関連の胃炎

Case 01	…… 66
Case 02	…… 70
Case 03	…… 74
Case 04	…… 78
Case 05	…… 82
Case 06	…… 86

Case 07	90
Case 08	94
Case 09	100
Case 10	106

2. Hp以外の胃炎

Case 01	112
Case 02	116
Case 03	120

> **Memo** Non-*Helicobacter pylori* Helicobacter（NHPH）胃炎 ……… 124
>
> **Memo** 好酸球性胃腸炎 ……… 126

コラム アンサーパッドを用いた胃粘膜診断の学習効果 ……… 128

背景胃粘膜診断の学習効果を高めるオンライン補充問題 ……… 130

3章 今後の展開

1. リスクを考慮した胃がん検診の現状と課題

1) 対策型Ｘ線検診の現状と課題 ……… 132

2) 対策型内視鏡検診の現状と課題 ……… 135

2. Hp画像診断と検診の今後

1）Hp画像診断と対策型検診の今後 ……………… 140

2）Hp画像診断と任意型検診の今後 ……………… 144

3. 胃がん予防，胃がん死撲滅の戦略 ……………… 147

コラム 機能性ディスペプシアとHp ……………… 152

編集あとがき ……………………………………… 154

索引 ………………………………………………… 156

1章
診断法

1 診断法

1. 血清Hp抗体, ペプシノゲン法の概要

1 血清Hp抗体

　胃にヘリコバクター・ピロリ(Hp)が感染すると，2～3週程度でHpに対するIgM抗体が出現し，1～2ヵ月程度でIgG抗体が血中に認められるようになる．また，このIgG抗体は除菌治療により徐々に低下するが，すぐには消失せず，1年程度で多くは陰性域に入る一方で，陽性域にとどまるものも少数ある．このため，除菌の成否判定には使いにくいが，同じ検査法で6ヵ月以上経過して比較し，その数値が50％以下に低下した場合，除菌できていることが予測される．

a. 感染診断法としての特徴

　抗体検査は他の感染診断法と比べて，簡便で安価で多数例の検査をしやすいことなどから，最もよく使われている．胃内のHpの局在に左右されないこと，PPIや抗菌剤など内服薬の影響を受けにくいことなどは利点としてあげられる．一方，高齢者や免疫能の低下がある例および胃粘膜萎縮により菌量が高度に減少した例では，Hp感染が持続していても抗体の量がカットオフ値より少なくなり偽陰性となることもあるので留意する．

b. いろいろな抗体検査法[1〜5]

　このHpに対する血清IgG抗体を検出する検査法は，日本人株由来の抗原が用いられるようになって，感度，特異度が向上した．表1のように，酵素免疫測定法(EIA法)，化学発光免疫測定法(CLEIA法)，ラテックス凝集比濁法(LA法)，免疫クロマト法などがあり，おおむね相互の診断精度は一致するとされているが，特に最近用いられることの多くなってきたLA法は，IgM抗体・IgA抗体にも反応することで，若干特性が異なることが考えられる．また，Hp抗体の測定結果については，キットによりカットオフ値が異なり数値だけでは判断できないため，どのキットによるものか，抗体価(抗体濃度)がいくつなのか，その感度・特異度の特性について，留意して評価する．なお，尿による抗体検査もあり，簡便でスクリーニングに使いやすいが，偽陽性が多いため必ず確認する必要がある．

c. 抗体検査の「陰性高値」とは

　抗体検査の中では，Eプレート'栄研'H.ピロリ抗体Ⅱは最も広く用いられてきたため多くの検討があり，低い抗体価での詳細な検討[6]も行われた．抗体価と感染状態については，おおむね表2のように解釈できる．「偽陽性」がきわめて少ないことは優れているが，陰性域に入る感染例，すなわち「偽陰性」が注目されるようになった．カットオフ値とされている10より低い3.0～10のいわゆる陰性高値域には，少数のHp現感染例と多くの既感染例が入ることが判明している．検診の現場ではこれらを拾い上げる必要があるため，胃

表1 血清ヘリコバクター・ピロリ検査
(各社添付文書および文献1〜5より作成)

名称	製造元	測定法	測定時間	カットオフ値 (U/mL)	最小検出感度 (U/mL)	承認・認証年	感度 (%)	特異度 (%)	正確度 (%)
ミニットリード® ピロリ抗体	特殊免疫研究所	免疫クロマト法	約15分	定性検査	定性検査	2000	97.7☆	100☆	98.2☆
Eプレート'栄研' H.ピロリ抗体Ⅱ	栄研化学	酵素免疫測定法	約70分	10.0	3.0	2010	85.9*	100*	94.0*
スフィアライト H.ピロリ抗体・J	和光純薬工業	化学発光免疫測定法	約15分	4.0	0.2	2013	94.1*	94.7*	94.5*
LZテスト'栄研' H.ピロリ抗体Ⅱ	栄研化学	ラテックス凝集比濁法	約10分	10.0	3.0	2014	88.2*	95.6*	92.5*
H.ピロリIgG「生研」	デンカ生研	酵素免疫測定法	約150分	10.0	3.0	2015	94.4★	90.0★	94.2★
Lタイプワコー H.ピロリ抗体・J	和光純薬工業	ラテックス凝集比濁法	約10分	4.0	2.0	2016	95.3*	95.6*	95.5*
H.ピロリーラテックス「生研」	デンカ生研	ラテックス凝集比濁法	約10分	10.0	3.0	2016	95.7**	96.9**	96.4**

☆末松ら，Hp陽性86例と陰性30例による検討.
*乾ら，Hp陽性85例と陰性121例(未感染114，自然消失7)による検討．**は一部対象が異なる.
★古田ら，Hp陽性10例と陰性180例による検討.

表2 Hp抗体濃度の数値の解釈(Eプレート'栄研'H.ピロリ抗体Ⅱ)

3.0 U/mL 未満	未感染・一部に感染既往・まれに現感染
3.0〜10 U/mL 未満	感染既往・一部に現感染・まれに未感染
10 U/mL 以上	現感染・時期によっては感染既往

感染既往は，除菌成功後の場合と感染が自然に終息した場合を含む.

　がんリスクを評価するときはカットオフ値を3.0として，3.0〜10でも要精査とすることが提案[7]された．特に萎縮の進んだ胃がんリスクの高い高齢者で，このようなことが生じやすいので注意を要する．
　また，Eプレート以外のキットでも「陰性高値」が存在するが，どの値のときに「偽陰性」が生じやすく「陰性高値」として扱うべきかについての検討は不十分である．

d. LA法について

　現在，LA法が普及し検査数を増やしているが，「陰性高値」をどう扱うかは検査キットにより異なる可能性があり検討が必要である．すなわち，EIA法のEプレート'栄研'H.ピロリ抗体Ⅱに比べるとLA法のLZテスト'栄研'H.ピロリ抗体の比較[2,5]では，陰性高値域での感染者の混入はやや減らしたが，未感染者でも数値が高めに出やすいことが指摘されている．また，他のLA法キット(LタイプワコーH.ピロリ抗体・J，Hpピロリーラテックス「生研」)について[2,3]は，偽陰性が減少し，偽陽性は若干生じるが，全体的な正確度は改善する．特に除菌後にLA法を行うと，陽性域にとどまる例が散見されるので，誤って判断しないように注意する．感染診断ではHp抗体検査の限界や特性を理解し，画像所見を含めて総合的に判断し，疑念があれば尿素呼気試験やHp便抗原検査など他の感染診断

表3　ペプシノゲン検査
(各社添付文書より作成)

検査名	製造元	測定法	測定時間	PG I 測定範囲 (ng/mL)	PG II 測定範囲 (ng/mL)	承認・認証年
E プレート'栄研'Disc ペプシノゲン I II	栄研化学	酵素免疫測定法	約210分	2〜200	1〜100	1997
スフィアライトペプシノゲン I II	和光純薬工業	化学発光免疫測定法	約20分	1〜400	1〜200	1998
ペプシノゲン I II・アボット	アボットジャパン	化学発光免疫測定法	約30分	1.0〜200	0.5〜100	1999
LZ テスト'栄研'ペプシノゲン I II	栄研化学	ラテックス凝集比濁法	約10分	2〜200	1〜100	2002
LASAY オートペプシノーゲン I II	シマ研究所	ラテックス凝集比濁法	約10分	2.0〜250	1.0〜100	2003
ルミパルス®プシノゲン I II	富士レビオ	化学発光免疫測定法	約30分	0.5〜200	0.1〜150	2004
オートペプシノーゲン I II・BML-2G	ビー・エム・エル	ラテックス凝集比濁法	約10分	2〜200	1〜100	2008
サイアスラテックス PG I II	関東化学	ラテックス凝集比濁法	約10分	2.5〜200	2〜100	2008
LT オートワコーペプシノゲン I II	和光純薬工業	ラテックス凝集比濁法	約10分	1.0〜200	0.4〜100	2009

法を併用する．

e. Hp抗体検査と胃粘膜萎縮

　胃がんリスクの高い胃粘膜萎縮は画像で評価することができる．X線診断は内視鏡による萎縮の評価とよく一致する．しかし，Hp抗体だけでは胃粘膜萎縮を十分拾い上げられないという指摘[8]があり，現在の対策型検診においてHp抗体単独は推奨されていない．

2 ペプシノゲン*

a. ペプシノゲンとは

　ペプシノゲン（PG）は蛋白を分解する酵素ペプシンの前駆体で，胃の主細胞などから分泌され，胃酸による加水分解で活性型のペプシンとなる．分泌される量の約1%が血中に現れることから，血液検査で測定可能である．免疫学的には，PG I と PG II に分かれ，PG I は胃底腺領域から分泌され，PG II は胃全体と十二指腸腺からも分泌がある．

b. ペプシノゲンの検査法

　PGは1980年代に放射性免疫測定法（ラジオイムノアッセイ）で行われていたが，90年代よりEIA法，CLEIA法が開発され，現在はLA法が主流となっている．これにより自動分析装置によって多数の検体が比較的短時間に処理可能になっている．表3に現在国内で用いられている各検査方法の概要を示す．

＊現在の日本消化器病学会による消化器病学用語集および日本消化器がん検診学会による消化器がん検診用語集では「ペプシノゲン」が用いられている．古い消化器病学用語集では「ペプシノーゲン」が採用され，国語辞典や百科事典でも多くが「ペプシノーゲン」を収載しているため，混乱している．英語（pepsinogen）では長音はなく，アクセントはシ（si）にある．

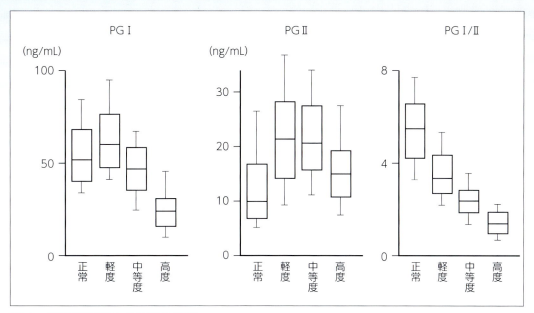

図1　胃粘膜萎縮とPG値の推移
(文献9)，70ページ　図2-12より引用)
木村・竹本分類(内視鏡的萎縮境界の評価)にて正常：C0-Ⅰ，軽度：CⅡ-Ⅲ，中等度：OⅠ-Ⅱ，高度：CⅢ，これに応じPG値が変化する．

c. 胃炎の経過とペプシノゲン

　胃炎とPGの推移については，井上[9]のグラフ(図1)のようになっている．胃炎によってPGⅠ，PGⅡともに血中への逸脱が増加する．さらに炎症が継続して胃粘膜が萎縮すると減少に転じるが，PGⅡは炎症と相関してやや増加が目立ち，減少するのが遅れるため，PGⅠとPGⅡで比率をとるとPGⅠ/Ⅱ比は減少が続くこととなる．すなわち，PGⅠ/Ⅱ比の減少は萎縮の程度を反映するとされている．

d. ペプシノゲン法と胃がんリスク層別化検査（ABC分類）

　胃がんは，胃粘膜の萎縮が高度になるほど，頻度が高まる．三木がPGを使ってどのような集団に胃粘膜萎縮を認めまた胃がんが多く拾い上げられるか検討[10]し，結局，PGⅠ 70 ng/mL以下でかつPGⅠ/Ⅱ比が3以下とすることがよいことを示し，これがペプシノゲン法(PG法)として広まった．

　さらに，Hp抗体とPG法を組み合わせて，簡便な血液検査だけで胃がんリスクの分類ができることが示された[11]ことから，胃がんリスク層別化検査(ABC分類)[12,13]として普及しつつある．具体的には表4のようにA群(Hp抗体陰性・PG法陰性)は超低リスク(発見胃がん0/2,802：0%)，B群(Hp抗体陽性・PG法陰性)は胃がんリスクあり(同7/3,395：0.21%)，C群(PG法陽性)は胃がん高リスク(同39/2,089：1.87%)と分けられ，3群間でリスクが層別化されている．なお，C群については，Hp抗体陽性・PG法陽性をC群，Hp抗体陰性・PG法陽性をD群とする分類もあるが，D群はきわめて少なく，またHp感染の終息した高度萎縮例だけでなく，Hp未感染者，Hp感染者，自己免疫性胃炎症例が混在するので，個別に精査することが望ましい．

表4 胃がんリスク層別化検査（ABC分類）

	Hp抗体 3.0 U/mL未満	Hp抗体 3.0 U/mL以上
PG陰性	A群（超低リスク）	B群（リスクあり）
PG陽性	C群（高リスク）	

・除菌治療を受けた人はE群（除菌群）と判定し，ABCに分類しない．必要に応じて，除菌の成否を確認し，胃がんリスクはあるので経過観察する．
・従来，A群とB群は抗体濃度10 U/mLのカットオフ値が用いられていたが，2016年より上記のように，3.0 U/mLで分けるよう改訂された．
・Hp抗体3.0 U/mL未満，PG陽性をD群としてもよいが，全体の1％以下とまれである．Hp感染診断を確かめ，自己免疫性胃炎を鑑別する必要がある．

表5 内視鏡で粘膜萎縮のないHp陰性者のペプシノゲン値

N=298名（井上ら，2016）

PG I	43.7±14.7 ng/mL
PG II	8.6±3.4 ng/mL
PG I/II比	5.4±1.3

N=803名（四谷メディカルキューブドック受検例，2014）

PG I	44.2±14.9 ng/mL
PG II	7.2±3.0 ng/mL
PG I/II比	6.7±2.1

e. 健常者のPG値とは

このリスク層別化のためのPG法の値は，正常と異常の区分の基準値を示すものではない．表5に井上らの成績[14]および，その後当施設人間ドックでHp陰性，内視鏡的に異常のない健常者にて追試した成績を示す．また，その健常者におけるPG IとPG I/II比をプロットすると図2のような散布図になる．おおよそPG Iは30～70 ng/mL，PG IIは12 ng/mL以下，PG I/II比は4以上になるが，Hp未感染健常者でこれらを逸脱することは少ない．よくPG Iは70 ng/mL以上が正常という誤解をされることがあるので注意を要する．またPGの検査法によって多少高め低めがあるので，使われた検査法を確認し，おおよその基準範囲を確認することが望ましい．

f. PGの高値・低値

PGは食後にやや高くなるため，空腹時の採血が望ましいが，あまり変動はない．高値となるのは，胃粘膜の炎症以外では，胃粘膜の過形成があげられる．例えば，ガストリン産生腫瘍やPPI内服で胃粘膜が過形成になる場合はPG高値となる．また，腎不全により排泄されにくくなっても上昇する．逆に低値となるのは，胃粘膜萎縮以外では，胃切除で胃粘膜自体が減少している場合があげられる．

g. PG法実施時の注意

胃切除の既往，腎不全の有無，PPI内服の病歴などを知らないと判断を誤ることになる．また，胃炎による異常は，除菌治療によって軽減ないし正常化するためわかりにくくなる．機械的に判定にかけず，問診内容を確認して結果の判断や指導に反映させる必要がある．

h. 胃がんリスク層別化検査の注意

例えば，Hp抗体陽性者はPG法陰性ならB群，PG法陽性ではC群でともに胃がんリスクあり・要精査で除菌治療が推奨される．除菌治療により，1年後には約8割の人がHp抗体陰性・PG法陰性となる．除菌後の状態を，Hp未感染の抗体陰性・PG法陰性のA群と

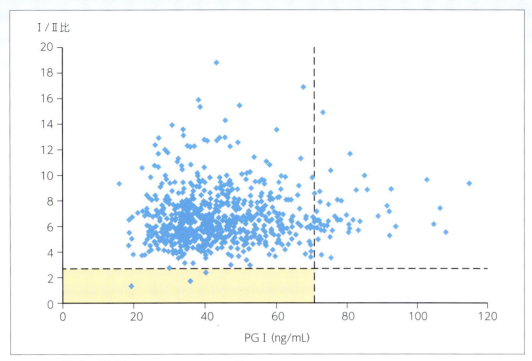

図2 胃粘膜正常者のPG ⅠとPG Ⅰ/Ⅱ比
(四谷メディカルキューブの人間ドック受検者803例)

表6 Hp再感染時のHp抗体・PGの変化

	除菌前	1年後（除菌成功）	8年後（再感染時）
Hp抗体	抗体陽性（尿）	3.0 U/mL（EIA）	15.8 U/mL（EIA）
PG Ⅰ	63.5 ng/mL	39.3 ng/mL	94.6 ng/mL
PG Ⅱ	35.5 ng/mL	5.5 ng/mL	31.8 ng/mL
PG Ⅰ/Ⅱ比	1.8	7.1	3.0

Hp抗体は除菌後に陰性となっていたが，再感染で陽性化した．
PG値は除菌後に正常化していたが，再感染後には再びPG上昇し，PG Ⅰ/Ⅱ比は低下した．

区別する必要があるため，除菌後群はE群として区別するように推奨されている．なお，除菌後でもPG Ⅰが30 ng/mL以下と低値の場合やPG Ⅰ/Ⅱ比が4.5より低い場合は，萎縮が進んでいることが示唆され，胃がんリスクがやや高く注意を要する．

i. Hp再感染例

Hp再感染はまれにしか生じないが，その場合，Hp抗体やPGは表6のように変化する．抗体は同じEIA法で比べると，陰性から陽性に転じ，PGは除菌治療前のようにPG Ⅰ，PG Ⅱが高くなり，PG Ⅰ/Ⅱ比が低下した．除菌成功が確認された例での再感染はかなりまれで当施設では1％弱であった．

j. 検査法の変更によって再感染が疑われた例

LA法によるHp抗体偽陽性の例を表7に示す．除菌治療後，EIA法でみると抗体は陰性域に入っていたが，検査法がLA法に変わると陽性を呈している．このとき受検者に，「Hp

表7 再感染が疑われたがLA法の偽陽性であった例

	除菌前	1年後	2年後
Hp抗体	62.9 U/mL(EIA)	7.8 U/mL(EIA)	30.4 U/mL(LA)
PG I	73.3 ng/mL	49.5 ng/mL	57.1 ng/mL
PG II	24.5 ng/mL	11.2 ng/mL	12.6 ng/mL
PG I/II比	3.0	4.4	4.5

2年後のHp抗体はLA法のための偽陽性で，再感染ではない．
PG値は除菌後にPG IとPG IIの低下，PG I/II比の上昇あり．

抗体陽性で感染あり」というように伝えると混乱する．PG値は動きがなく，除菌後の炎症のない状態が継続している．内視鏡所見でも胃炎は治まっており，尿素呼気試験でも再感染のないことが確認されている．このLA法の検査結果は「偽陽性」である．

3 胃がんリスク層別化検査と画像検査をどのように活用すべきか？

2017年現在，対策型胃がん検診の中で，胃がんリスク層別化検査の位置づけは示されていないが，その簡便性，有用性からガイドラインに先行して急速に広まった．特に旧来の検診では受検率が低迷し，若年者の胃がんが急速に減少する中で，リスク集団を効率よく特定する方法は注目されている．一方，2013年より胃炎に対するHp除菌治療が保険診療として行われるようになったことや，2016年より胃がん検診に内視鏡が認知されたことなどにより，検診の画像所見からHp感染胃炎を診断することも急速に普及した．「血液検査と画像検査を検診でどのように組み合わせ活用すべきか」は早急に検討すべき重要課題である．本書の提示症例が，血液検査結果や画像所見を読み解く鍵になることを期待している．

（伊藤慎芳）

文献

1) 末松悦子, 馬場清. イムノクロマトグラフィー法に基づく「ミニットリードピロリ抗体」の検討. 医療と検査機器・試薬 2002；25(1)：51-6.
2) 乾正幸ほか. ラテックス免疫比濁法を用いた血清Helicobacter pylori抗体検出キットの実地臨床における有用性の検討―EIA法およびCLEIA法キットとの比較解析―. 日本ヘリコバクター学会誌 2017；19(1)：33-42.
3) 乾正幸ほか. ラテックス免疫比濁法を用いた新しい血清Helicobacter pylori抗体検出キットの診断精度. 医学と薬学 2016；73(3)：335-8.
4) 古田隆久ほか. 新しい抗体検査. 日本ヘリコバクター学会誌 2016；17(2)：50-3.
5) 青山伸郎ほか. 厳密なピロリ感染診断に基づいたピロリ抗体Eプレート, ラテックス凝集法の比較. 日本ヘリコバクター学会誌 2017；18(2)：4-11.
6) 大原信行, 関根和人. 血清Helicobacter pylori抗体価による感染状態の鑑別. 日本ヘリコバクター学会誌 2015；16(2)：18-25.
7) 河合隆ほか. 胃がんリスク評価に資する適正化に関する多施設研究. 日本ヘリコバクター学会誌 2018；19(2)：1-6.
8) Yamamichi N, et al. Comparative analysis of upper gastrointestinal endoscopy, double-contrast upper gastrointestinal barium X-ray radiography, and the titer of serum anti-Helicobacter pylori IgG focusing on the diagnosis of atrophic gastritis. Gastric Cancer 2016；19(2)：670-5.
9) 井上和彦. 人間ドック内視鏡検査との同時検討から. ペプシノゲン法, 第1版, 三木一正編. 医学書院, 1998, 69-75.
10) 三木一正. カットオフ値（基準値）採用とその採用根拠. ペプシノゲン法, 第1版, 三木一正編. 医学書院, 1998, 28-9.
11) Terasawa T, et al. Prediction of Gastric Cancer Development by Serum Pepsinogen Test and Helicobacter pylori Seropositivity in Eastern Asians：A Systematic Review and Meta-Analysis. PLoS One 2014；9(10)：e109783.
12) 認定NPO法人日本胃がん予知・診断・治療研究機構編. 胃がんリスク検診（ABC検診）マニュアル, 改訂2版. 南山堂, 2014.
13) 井上和彦ほか. ABC分類の有用性と問題点. Helicobacter Research 2011；15(5)：422-7.
14) 井上和彦ほか. 胃炎の臨床診断―血清診断. 胃と腸 2016；51(1)：64-71.

1 診断法

2．X線によるHp感染状態（未・現・既感染）の判定方法

1）対策型胃X線検診のためのHp感染診断の基礎

1 胃X線検査でHp感染診断を行う目的

　これまでの胃がん検診の主目的は胃がんの発見であったが，2013年2月にヘリコバクター・ピロリ（Hp）感染胃炎の診療が保険適用となったことで，検診の場においても同菌の感染診断が重視されるようになった．現在，保険診療で除菌治療を行うには内視鏡検査の実施が必須とされるが，X線においてもその背景胃粘膜の状態からHp感染診断がほぼ可能であることから[1～9]，胃X線検診の受診者に対して除菌治療を含めた情報提供と事後指導が可能と思われる．

　日本消化器がん検診学会は2017年に『胃X線検診のための読影判定区分アトラス』[10]を発刊したが，この中で提示されている"新カテゴリー分類"では，精検不要であるカテゴリー1・2を各々Hp未感染例と感染例（現感染および既感染）に対応させている．「胃炎・萎縮のない胃」が未感染相当で，「慢性胃炎」が感染相当である（表1）．X線でHp未感染胃の診断がほぼ可能であるという前提での新分類であるから，これからの胃がん検診に従事する放射線技師および読影医は，少なくともHp未感染例とそれ以外（現感染と既感染）を判別できるだけの診断力を会得しておく必要がある．本項では，胃の背景粘膜に着目した簡単なHp感染診断の基礎を述べていくことにする．

2 背景胃粘膜からのHp感染診断の実際

a．Hp未感染例の特徴（背景粘膜：平滑型，ひだ：正常型）

　Hp感染診断の最も重要な点は，まずHp未感染相当の胃の特徴を知っておくことである（「未感染」とは過去に一度もHpに感染していない状態を指す）．その典型例を図1に示す．

　背景粘膜は，バリウムがごく薄く滑らかにのった，凹凸のない"すべすべした"みずみずしい粘膜であり（ビロード様またはベルベット様と形容される），胃小区像はまったく描

表1　胃X線検診のための読影判定区分（カテゴリー分類）

「渋谷大助・加藤勝章：「胃X線検診のための読影判定区分」作成の経緯，胃X線検診のための読影判定区分アトラス（日本消化器がん検診学会　胃がん検診精度管理委員会　胃X線検診の読影基準に関する委員会編），p.4，2017，南江堂」より許諾を得て改変し転載．

カテゴリー	カテゴリーの説明	管理区分
1	胃炎・萎縮のない胃	精検不要
2	慢性胃炎を含む良性病変	
3a	存在が確実でほぼ良性だが，精検が必要な所見	要精検
3b	存在または質的診断が困難な所見	
4	存在が確実で悪性を疑う所見	
5	ほぼ悪性と断定できる所見	

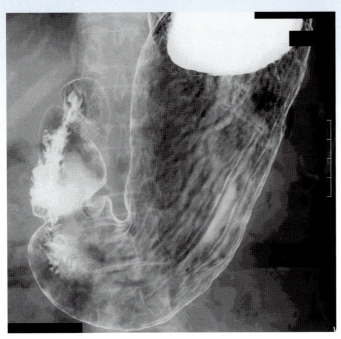

図1　Hp未感染胃

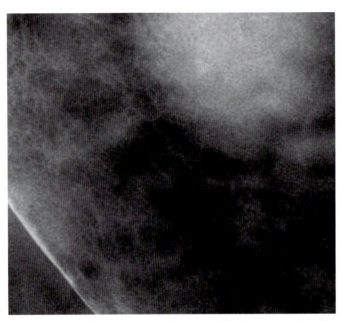

図2　Hp未感染胃において前庭部に限局してみられる微細な網目模様

出されていない．このような粘膜を平滑型と呼称する．時に前庭部大彎付近に微細な淡い網目模様が観察されることがあるが（図2），同部位にほぼ限局していれば平滑型として問題ない．

　ひだについては表面が平滑で細く，ほぼまっすぐである（正常型）．立ち上がりがなだらかで，空気量が多い場合は伸展されて目立たなくなる（図3）．発泡剤6gの場合はひだ幅3mm未満のことが多く[3]，4～5gではおよそ4mm未満とされている[1,6]．図4にひだの形状のまとめを示す[11,12]．

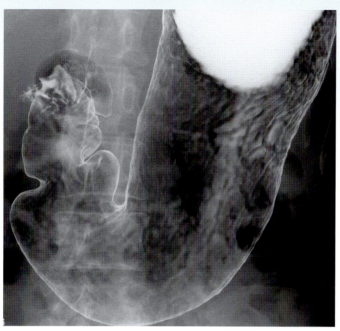

図3　Hp未感染胃（やや空気量多め）

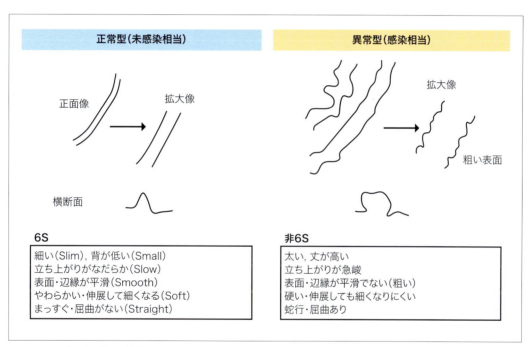

図4　ひだの性状の分類
（文献11）より改変）

b. Hp現感染例の特徴（背景粘膜：粗糙型，ひだ：異常型〜消失型）

　Hp感染例（現感染および既感染）はHp未感染を除外したものすべてである．Hp感染による粘膜の炎症と萎縮に伴う構造改築の変化が描出される．これらの変化が著明に現れているHp現感染例を図5に示す．

　Hp現感染例の背景粘膜は，小顆粒状あるいは敷石状の胃小区が観察される粗な粘膜で

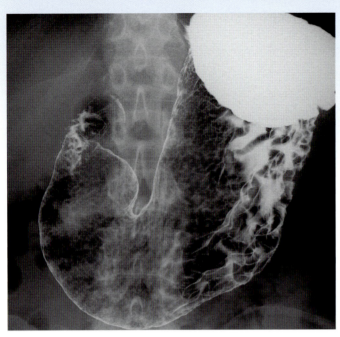

図5　Hp感染胃（現感染）

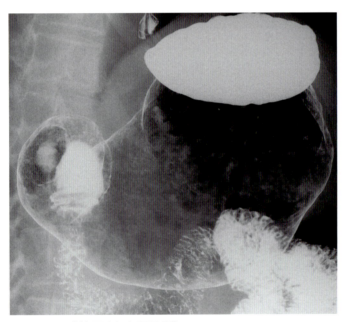

図6　Hp感染胃（高度萎縮例）

ある（粗糙型）．萎縮が高度の場合は胃小区が認識しにくくなり未感染胃の平滑型に似てくるが，みずみずしい透明感がないことと，ひだが未感染のパターンを示さないことで鑑別できる（図6）．

　胃小区の大きさや形態によって炎症や萎縮の程度を推測可能であるが，その詳細は次項を参照されたい．

　Hp現感染のひだは未感染のそれと対照的である（図4）．太く屈曲・蛇行し，立ち上がりが急峻である．表面は粗く，空気で比較的伸びにくい（異常型）．これらの程度は炎症や萎縮の程度でさまざまであるが，未感染のひだとは明らかに異なる．

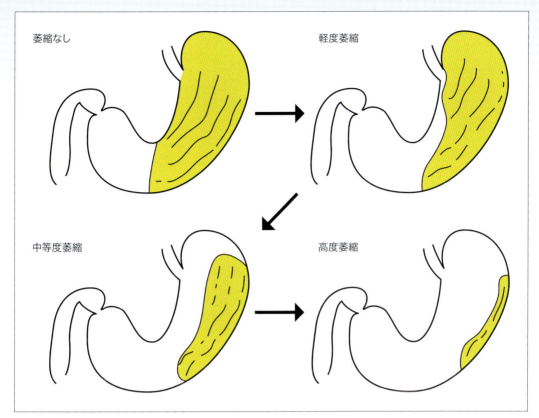

図7　ひだの分布
（文献11）より改変）

　ひだの分布は，萎縮が進行するに従って縮小し（図7）[11, 12]，高度萎縮ではほぼ消失する（消失型）．空気量が多い場合，過伸展によって見かけ上，消失型に見える場合があるので注意する．

c. Hp既感染例の特徴（背景粘膜：中間型，ひだ：中間型～消失型）

　Hp既感染は現感染との鑑別がやや困難ではあるが，背景粘膜やひだの状態が未感染と現感染の中間の所見の場合や，両者の特徴を併せ持っていることがある（図8）．これを中間型と呼称し，既感染を疑う所見とするが，対策型検診では現感染と同じカテゴリー2に属する．

3 Hp感染診断からカテゴリー分類へ

　Hp感染診断の目安を表2に示す．つまり，胃粘膜表面像が平滑型で，ひだの性状が正常型で分布が広い場合にHp未感染疑いと診断し，カテゴリー1とする．ただし，十二指腸潰瘍除菌後の胃では未感染と同じような所見を示す場合があるため，球部の変形の有無にも注意を要する．

　一方，Hp未感染と診断できないものは，Hp感染疑い（現感染または既感染）と診断する．

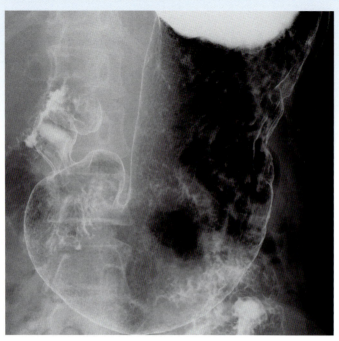

図8 Hp既感染胃

表2 Hp感染診断の指標

	粘膜表面像	ひだの性状と分布
Hp未感染（カテゴリー1）	平滑型	正常型で広い（萎縮なし）
Hp現感染（既感染）（カテゴリー2）	粗糙型（または中間型）	異常型（または中間型）で狭いまたは消失

　胃粘膜表面像が粗糙型（または中間型），あるいはひだの性状と分布に異常がある場合がそれに該当し，カテゴリー2と判定する．

　未感染か感染疑いか迷った場合は，カテゴリー2とすることが望ましい．読影時に過去の画像と比較読影することも有用である．除菌歴の問診も参考にするが，受診者の記憶違いや，誤った判定を医師に説明されている場合もあるため[7]，あくまで画像所見を第一に考える必要がある．

　以上，対策型胃X線検診に最低限必要な背景粘膜読影方法を述べた．一方，人間ドックなどの任意型検診においては，受診者個々に対して，Hp感染状態（未感染か，現感染か，既感染か）を詳しく説明し，胃がんリスクに応じた検診方法や受診間隔を指導することも考慮する必要がある．当然それに伴い，胃X線における背景粘膜読影をさらに深化させ，胃小区の形態やひだの分布を利用したリスク診断を加えていかなければならない．詳細は次項に記す．

（安田　貢）

文献

1) 奥田順一ほか. 胃X線像によるHelicobacter pylori感染診断の可能性. 総合健診 2002；29(5)：894-8.
2) 堀口実ほか. 胃癌発見のためのスクリーニング胃X線読影の効率化をめざして—胃X線からピロリ菌感染陰性・正常胃粘膜を判定できるか—. 総合健診 2006；33(5)：510-6.
3) 安田貢ほか. 胃X線検査による胃がん危険度評価についての検討—血清ヘリコバクターピロリ抗体とペプシノゲン法を利用して—. 日消がん検誌 2010；48(3)：344-54.
4) 山岡水容子, 中島滋美. 胃癌危険群スクリーニングにおける胃X線検査の有用性. 日消がん検誌 2011；49(1)：20-31.

5) 後藤裕夫ほか．岐阜赤十字病院の人間ドック胃X線検査におけるピロリ菌感染診断に関する検討．日消がん検誌 2012；50(4)：429-39．
6) Itoh T, et al. Correlation between the ABC classification and radiological findings for assessing gastric cancer risk. Jpn J Radiol 2015；33(10)：636-44．
7) 安田貢ほか．任意型胃X線検診における*H.pylori*感染状態の判定法の現状と課題―対策型検診への導入を目指して―．日消がん検誌 2015；53(1)：17-29．
8) 大橋憲嗣ほか．胃X線検査における*H.pylori*感染胃炎診断フローチャートの提案―ABC分類との比較―．日消がん検誌 2016；54(4)：486-99．
9) 加藤勝章ほか．胃X線検診のための読影判定区分と胃炎・萎縮診断成績．日消がん検誌 2016；54(4)：539-47．
10) 日本消化器がん検診学会ほか編．胃X線検診のための読影判定区分アトラス．南江堂，2017．
11) 中島滋美ほか．*Helicobacter pylori*感染の有無による胃のバリウムX線画像の特徴と診断的価値．日本ヘリコバクター学会誌 2007；8(2)：18-21．
12) 関西消化管造影懇話会編．胃X線検査による*H.pylori*感染診断アトラス，第2版．関西消化管造影懇話会，2014．

1 診断法

2. X線によるHp感染状態(未・現・既感染)の判定方法

2) 胃がんリスクとHp感染状態(未・現・既感染)の判定法

1 胃X線検診において背景粘膜の状態を知る本来の目的とは

　慢性胃炎のX線診断に関する過去の報告では,主として胃小区模様のパターンが研究されていることがわかる.青山[1]は慢性胃炎の内視鏡診断に困難な点があるとして胃炎のレ線(X線)診断について研究し,内視鏡画像との比較を行っている.赤坂ら[2]や細井ら[3]は,腺領域別のX線的萎縮所見を丹念に解析した.馬場ら[4]も「場」「肉眼型」「組織型」からなる"胃癌の三角[5]"と胃病変の関係を重視し,X線的胃炎所見の組織学的成り立ちを検討している.これまでの研究の共通点は,炎症と萎縮・腸上皮化生による胃粘膜の構造改築の程度をX線所見から読み取ろうとする努力であり,これはすなわち胃がん検診の最終目的である胃がんの早期発見に寄与するためのものであるといえる.

　ヘリコバクター・ピロリ(Hp)の持続感染が胃粘膜の炎症と萎縮の主因であることが知られるようになってからは,Hpと胃X線所見の関係があらゆる角度から検討された[6〜13].Hp感染の有無をX線で診断する試みも,除菌治療による胃がん予防が念頭にある."Hp感染胃炎"の検査と治療が保険適用となっている現在では,診療のみならず検診の場においても,Hp感染状態(未感染,現感染,既感染)を判定することが,事後指導のあり方を考えるうえでもすこぶる重要と考えられている.

　したがって,われわれが背景粘膜を読影する際はHp感染状態の判定のみならず,当然ではあるが,胃がんの発生リスクや"胃癌の三角"を念頭に置いた病変の早期発見まで目標として定めなければならない.

　本項では背景粘膜の詳細な読影法を述べていく.前項と重複する部分もあるが,より深い読影の理解のためと考えていただきたい.

2 Hp感染状態の系統的な読み方と判定

a. 撮影と読影の方法

　撮影は「新・胃X線撮影法ガイドライン改訂版(2011年)」[14]あるいはNPO法人日本消化器がん検診精度管理評価機構の基準撮影法に基づき,200〜220 W/V%程度,150 mL前後の高濃度低粘性粉末バリウムを用いて実施する.発泡剤は原則5 gとする.読影モニターは可能な限り高精細のものが望ましい.

　読影の順番であるが,まず胃全体の形態・バランス,辺縁の異常の有無を見る.このとき,ほぼ同時にバリウムの付着状況と胃炎の程度が目に入るはずである.周囲粘膜模様とかけ離れた局所病変の有無をチェックしている間に,Hp感染状態もほぼ読影できるよう

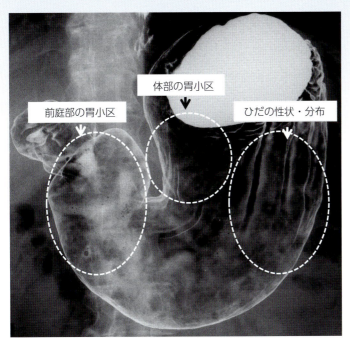

図1 Hp感染状態判定のための"背景胃粘膜の三角"

になるのが理想的である．

　Hp感染状態やリスクを判定するには，少なくとも，体部の胃小区，前庭部の胃小区，そしてひだの性状と分布を読影する必要がある（図1）．この"胃癌の三角"ならぬ"背景胃粘膜の三角"がHp感染状態や胃がんリスク，または各種胃炎の診断に重要なカギとなる．

b. 胃小区の読影

1）胃小区の重要性

　胃小区（area gastricae）とは，「胃粘膜面の，浅深不定の不整溝により隔てられた，多角形ないし類円あるいは楕円形の大小不同の小区域」であり，平均径は1〜8 mmとさまざまである[15]．古来，胃小区の成因は，胃の運動や粘膜底部の血管構造に由来するとされたが，びらんの修復機転による胃粘膜の改築が有力な説となった[16]．一方で，正常胃小区とは異なる，病的胃小区を有する慢性胃炎の系統的分類についても画像診断的・病理組織学的に発展した[1,17]．そしてHpと慢性胃炎/胃がんの関係が知られ，胃がん検診や除菌治療が推奨される現在では，その感染状態や胃がんリスクの判定に資するような胃小区の分類方法が求められている．

　細井ら[3]は，萎縮の進展度が最も正確にわかるX線所見が胃小区の変化であり，大体の目安になるのがひだの分布であると述べ，胃小区観察の重要性を強調している．これは，ひだの消失部位と組織学的F-lineの不一致や，空気量の影響を考慮してのことと思われる．

　胃小区の形態は，胃底腺領域と幽門腺領域で本来異なり，萎縮・腸上皮化生の出現程度によってその形態が変化するのだが，馬場ら[4]は，胃小区間溝と腺窩を同質とみなし，それらが徐々に深くなり拡大・融合することで，胃小区が区画化，分画化，小型化，微細化を経て，消失すると述べている．赤坂ら[2]も胃底腺領域と幽門腺領域に分けて同様の観察

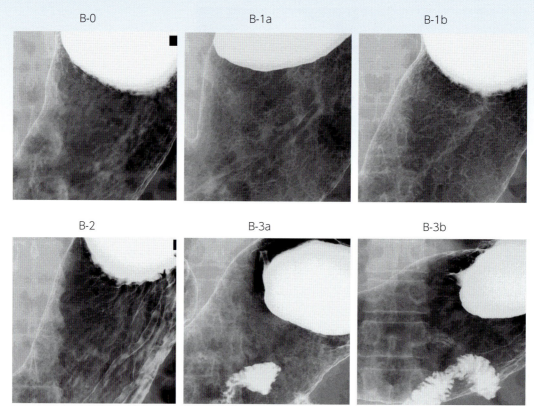

図2 体部胃小区の分類（実際の画像）
（文献8）より改変）

をしている．

さて，胃小区の変化からHp感染状態や胃がんリスクを導くには，局所の状態を観察するのではなく，巨視的かつ経時的変化が理解可能なパターン化が必要であるという考えから，本来胃底腺領域が存在する体部と，幽門腺領域である前庭部の胃小区所見について，次のように分類した．なお，角部については中間帯の存在が影響し，幅や小区形態が一定せず，かえって混乱をきたすため，分類の対象から除外する．

2) 体部胃小区の読影

Hp感染の有無や胃がんリスクを判定する際，最も重要な所見は胃体部小区像のパターンであるため，ここでは紙面を十分に使って述べたいと思う．胃体部は本来胃底腺領域であり，Hp感染（主に現感染）に伴う胃小区の変化は**図2，3**のごとく，**B-0**，**B-1a**，**B-1b**，**B-2**，**B-3a**，**B-3b**に分類できる[8, 11, 18]．**図4〜6**は，筆者の施設において，X線，内視鏡（木村・竹本分類[19]），血清ペプシノゲン（PG）値，Hp診断のための生検所見がそろっている症例を抽出し，X線分類と各項目の関連性を検討したものである．**B-0**から**B-3b**まで，その順番どおりに萎縮・腸上皮化生が高度になり，**B-2**で最も粘膜の炎症が強いことが理解できる．以下，各群について，Hp除菌後の変化も言及して説明する．

　B-0は，X線的に胃小区が認識できないほどの滑らかな粘膜であり，Hp未感染胃の所見である（内視鏡所見では**C-0**が多い）．細井ら[3]も，X線的に胃小区が見えない若々しい胃は萎縮性胃炎をほとんど伴わないと述べ，中島ら[7]もこのような粘膜は"ベルベット様"であるとし，未感染胃の特徴であると報告している．このような症例の胃がんリスクはきわ

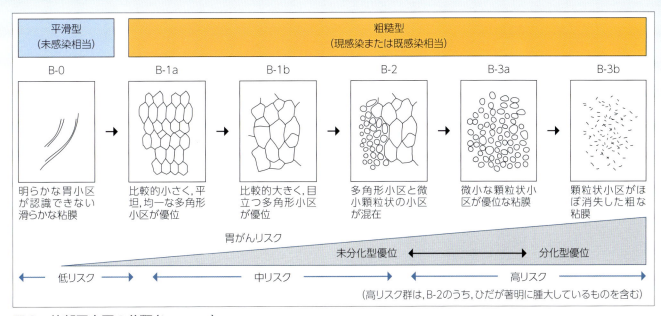

図3　体部胃小区の分類（シェーマ）

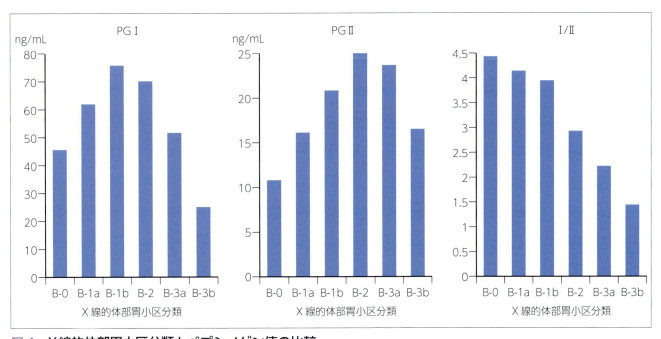

図4　X線的体部胃小区分類とペプシノゲン値の比較

めて低い（ゼロではない）．

　B-1aは，比較的小さく，平坦かつ均一な多角形胃小区が優位に認められる所見で，炎症も萎縮も軽微である（内視鏡所見では**C-1**〜**C-2**程度）．このように小さな胃小区が密にある場合，空気量が多くひだが目立たないと一見萎縮が高度であると勘違いする場合があり（図7-1），注意を要する．この場合，胃小区が胃底腺領域特有の"多角形"であることに気づけば，萎縮に乏しいことが容易に診断できる．ひだより胃小区の所見を重視する所以である．萎縮が軽微ゆえ，除菌治療後はほぼ正常（**B-0**）に近い粘膜所見に改善することが多い（図7-2）．

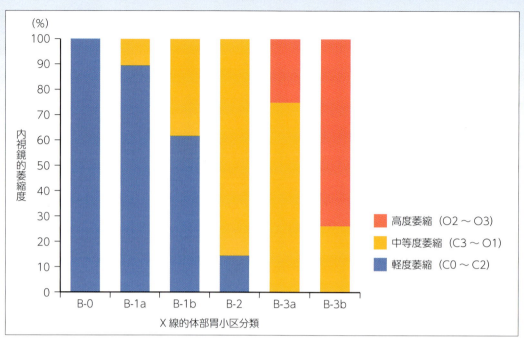

図5　X線的体部胃小区分類と内視鏡的萎縮度の関係

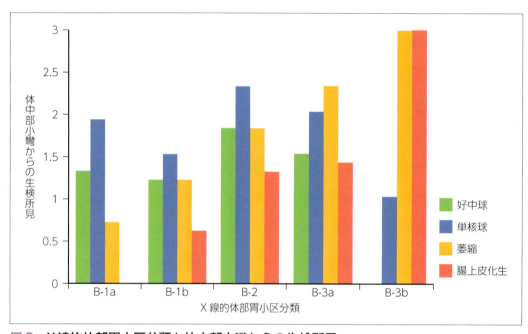

図6　X線的体部胃小区分類と体中部小彎からの生検所見
（updated Sydney systemを用いて）

　B-1bも，**B-1a**と同様に胃底腺領域の小区の変化であるが，**B-1b**は炎症の程度がより強く，胃小区間溝がやや広く深くなり，胃小区もやや腫脹し粗大化（敷石状）していることが見て取れる（内視鏡所見では**C-2～C-3**程度）．炎症が強いためひだ腫大を伴うことも多い（図8-1）．この辺りから未分化型がんのリスクが高まるものと思われる．除菌後は炎症の軽減により，胃小区間溝が浅く狭くなり，小区自体も丈が低下し模様が目立たなくなる．しかし，**B-1b**そのものの模様はうっすらと，あるいは不均一に残る場合が多い（図8-2）[20]．

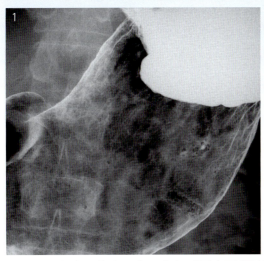 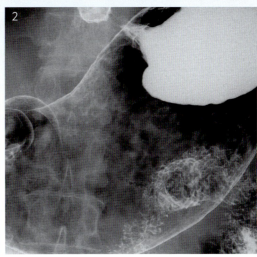

図7 胃底腺の炎症を表す多角形胃小区（萎縮は軽度）
1：体部胃小区分類はB-1aである（粗糙型）．
2：除菌後はB-0に近くなるが，やや粗である（中間型）．

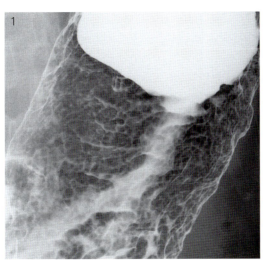 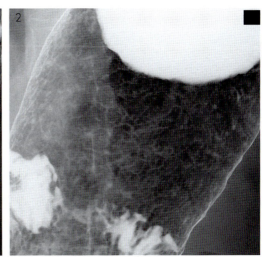

図8 胃底腺の炎症を表す多角形胃小区（萎縮は軽度）
（文献20）より改変）
1：除菌前（B-1bで粗糙型）．小区間溝が深く，凹凸変化が強い（多角形胃小区が明瞭）．
2：除菌1年後（同じくB-1bだが中間型）．小区間溝が浅くなり，凹凸変化が軽減（多角形胃小区がうっすら見える）し，ひだも消失している．B-1bにしてはひだが認められないという所見が既感染であることを示唆する．

　後述するが，胃小区模様がうっすらと不均一に認められる場合や，粘膜の表面が平滑と粗の中間程度の状態である場合，平滑型と粗糙型の間の意味で"中間型"と呼称され，既感染胃の所見であるとしている[7,12]．

　B-2は，胃底腺領域の多角形胃小区と，萎縮性変化を表す微小顆粒状の胃小区が混在するパターンである（内視鏡所見では**C-3〜O-1**程度）．萎縮が強く偽幽門腺化生を起こした領域は胃小区が不明瞭になる[3]．この群は炎症の程度が強く，しばしば著明なひだ腫大を伴うことがある．胃小区が不明瞭であっても，体部の大彎側に胃底腺領域であることを示すひだが広く存在する場合，**B-2**と判定可能である（図9-1）．この群でひだが著明腫大（7

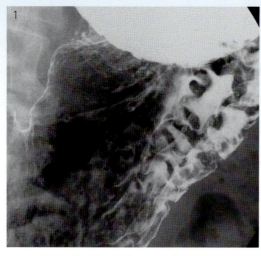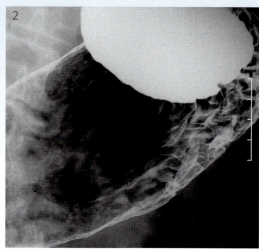

図9 胃小区が不明瞭でも体部大彎側に広くひだが存在する場合B-2と判定可能
1：除菌前（B-2と判定）．
2：ひだ腫大が著明な場合は，除菌後でも比較的粗大なひだが残存する場合がある．

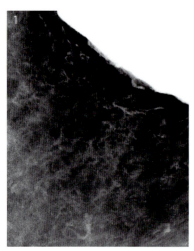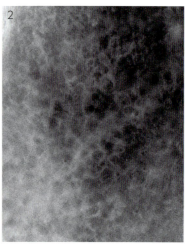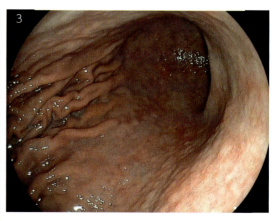

図10 B-3aで大小の顆粒状結節と淡いバリウムの不均一なたまりを認める症例
1：高度の萎縮症例の除菌後は，浅い陥凹を呈する腸上皮化生と隆起する腺窩上皮の過形成で不均一な粘膜像になる．
2：1と同様の所見である．
3：内視鏡所見は中等度以上の萎縮で，地図状発赤や顆粒状隆起を認める所見である．

mm以上）の場合は，胃がん高リスクとみてよい[21,22]．ひだが著明に腫大している症例では，除菌後も粗大なひだの残存をみる場合が多い（図9-2）．

B-3aは，胃底腺領域を示す多角形胃小区が萎縮の進展によって微小な顆粒状の粘膜にほぼ置き換わった状態である（内視鏡所見では**O-1〜O-2**程度）．胃小区が不明瞭で小さな多数のバリウム斑の散在やザラザラした粗い粘膜像を呈する場合（フリース様）もある[12]．体部大彎のひだについては退縮傾向を示す場合が多い．**B-3a**の中には，図10のごとく，大小の顆粒と淡い地図状のバリウムのたまりが不均一に分布する例が時にみられるが，これは高度の萎縮症例の除菌後に時に認められる所見である．萎縮粘膜に腺窩上皮の過形成や腸上皮化生がまばらに混在する像であり，内視鏡所見では地図状発赤が確認され，既感染群の中でも胃がんリスクが高い所見とされている[22]．

B-3aから萎縮がさらに進行し，萎縮の極期になると，本来の胃底腺粘膜は偽幽門腺化生，

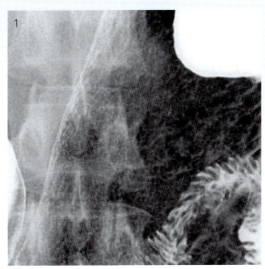
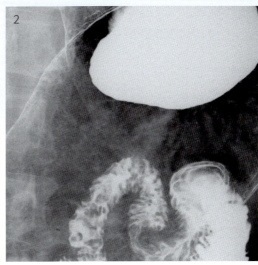

図11　B-3aの状態から除菌治療すると一見萎縮が進行したように見える
1：体部の胃小区は小さな顆粒の小区からなり，B-3aと判定．
2：除菌後は，炎症が軽減し，粘膜が平坦，菲薄化し，B-3b様になっている．

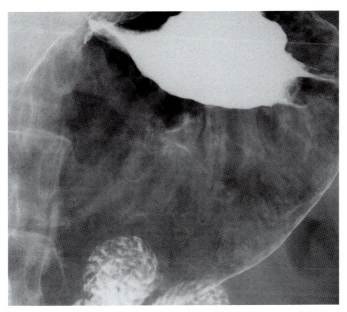

図12　B-3bで粘膜がスリガラス様所見の場合は除菌後（既感染）である可能性も考える

腸上皮化生にほぼ完全に置き換わる．腸上皮化生粘膜ではHpは生息できずに自然消退し，炎症の鎮静化によって粘膜は菲薄化しほぼ平坦となる（**B-3b**）．B-3bでは顆粒状小区がほぼ消失しているが，表面は粗な粘膜である（内視鏡所見では**O-2〜O-3**程度）．平滑な**B-0**とは異なるが，症例によっては判別困難なこともあり，その場合はひだの状態なども勘案して総合的に判断する．また，**B-3a**の状態から除菌治療すると，炎症の消退で**B-3b**様に変化することがあり，一見萎縮が進行したように見える（図11）．**B-3b**で粘膜がスリガラス様所見を呈する場合は除菌後（既感染）である可能性を考える（図12）．同じ既感染の状態ながら，軽度萎縮例と高度萎縮例の判別が困難な場合があると思うが，その際は比較的細いひだの有無が参考になる．

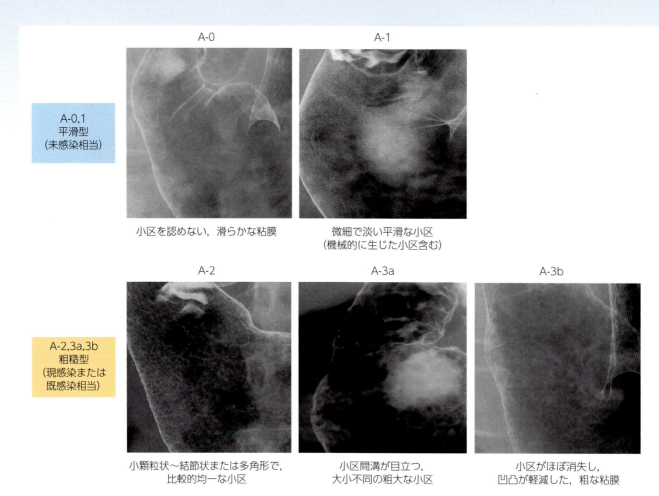

図13　前庭部胃小区の分類
（文献18）より改変）

X線と内視鏡の萎縮度はよく相関し[13]，open typeの胃の胃がんリスクが有意に高い[22]ということから，X線的萎縮度からは**B-3a**，**B-3b**を高リスク群としてとらえてよい．高リスク群には，前述の，**B-2**のうちの著明なひだ腫大例（幅およそ7 mm以上）も含まれる．

3）前庭部胃小区の読影

前庭部（幽門腺領域）の胃小区は図13のごとく分類できる[11, 18]．平滑で胃小区が認められない**A-0**が体部の**B-0**に相当する未感染胃の粘膜である．

前庭部ではHp未感染胃であっても，ほぼ平滑で微細な網目模様（サメ肌様）が描出されることがあり注意を要する[12, 18]．これには胃の蠕動による機械的刺激が原因と思われるひび割れ模様も含まれる．これを**A-1**とし，平滑型（未感染相当）とする．

A-2は，小顆粒状〜結節状（または多角形）を呈する多様な群である．軽度の胃炎では胃小区の形態は細長く胃の横軸方向に密に配列しているが，萎縮の進行により不整形で大小ふぞろいの顆粒となっていく[3]．通常のHp感染胃の多くが**A-2**（赤坂らの分類[2]のP1，P2にほぼ相当）であり，胃小区が若干不明瞭でフリース状のものや，鳥肌も含まれる（典型的な鳥肌についてはX線でも指摘可能[23]）．胃底腺領域が幽門部付近まで存在し多角形を呈する場合もある（図14）．幽門腺の著明な萎縮と腺窩上皮の過形成をきたすと萎縮性過形成性胃炎の像となる．

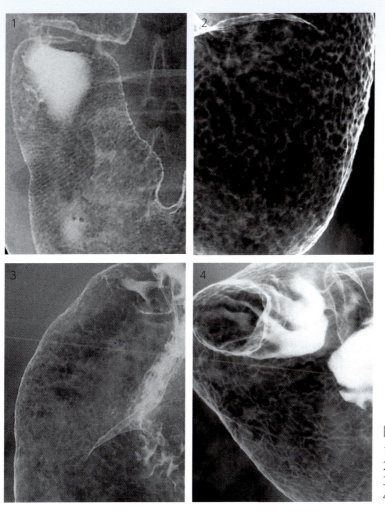

図14　さまざまなA-2
1：細長い胃小区
2：鳥肌
3：フリース状
4：多角形小区

A-3aは，高度に萎縮した幽門腺粘膜に隆起した特異型の腸上皮化生を伴った所見である．

A-3bは凹凸が軽減した粗な粘膜であり，体部の**B-3b**に相当する．Hp除菌治療後に炎症が消退して**A-3b**になることがあり，**A-0**との判別に注意を要する．

c. ひだの読影

1) ひだの性状

ひだの性状は未感染相当の正常型，現感染相当の異常型に分類される（図15）[12,24]．Hp未感染の場合は均一に細く平滑なひだである．やわらかく，立ち上がりがなだらかで，ほぼ直線的である．一方，Hp現感染のひだは太く口径不同を呈し，表面・辺縁が粗で鋸歯状である．急峻な角度で屈曲・蛇行する[18]．正常型と異常型の両者の特徴を有する場合を中間型とし，既感染を疑う根拠とする．ひだがほぼ消えている場合は消失型として分類する．いくつかの例を図16に示す．

ひだの性状は胃の空気量によって変化する．空気量が多いとひだの幅が細くなったり，あたかも消失したように見えたりするため注意が必要である．ひだの太さは発泡剤5 gの場合，4 mm以上を異常型とみなす[6,10]が，計測の困難性や空気量による変化を考えると，数値を重視するよりはひだの性状を総合的に考慮したほうがよい．

胃がん高リスクと報告されているひだ幅7 mm以上の症例[21]では，ひだ間にバリウムが

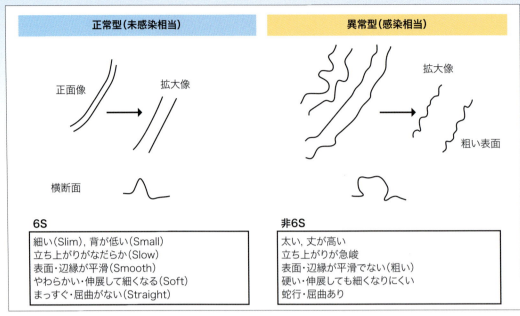

図15　ひだの性状の分類
(文献24)より改変)

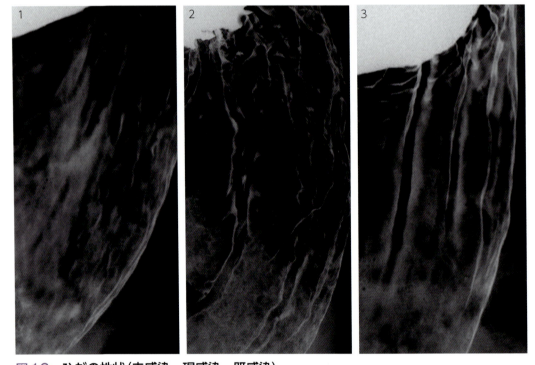

図16　ひだの性状(未感染・現感染・既感染)
1：正常型(未感染相当)：細く平滑で,丈が低く,立ち上がりがなだらか.ほぼ直線的である.
2：異常型(現感染相当)：太く粗で,丈が高く,立ち上がりが急峻.蛇行,屈曲あり.
3：中間型(既感染疑い)：やや細く直線的だが,やや口径不同.立ち上がりが急峻なものとなだらかなものがある.

貯留し,読影が困難な場合があるため,内視鏡検査のうえ,除菌治療を積極的に行うべきである.

2)ひだの分布

　ひだの性状がHp感染状態を反映するのに対し,その分布は胃がんリスクをよく表す.

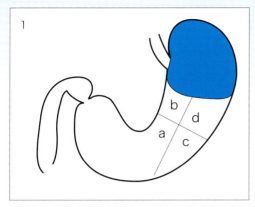
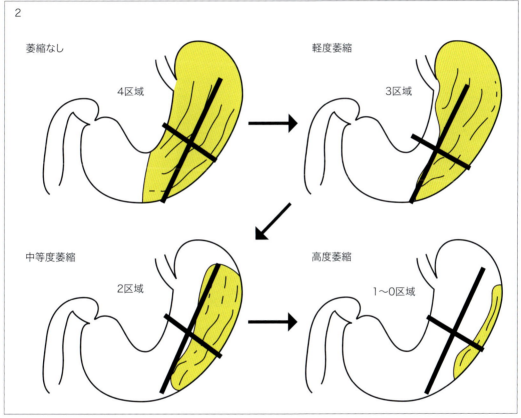

図17　ひだの分布
（文献24，25）より改変）
1：体部4分割評価法：胃体上部から胃角部（対側大彎まで）の領域を4分割し，ひだが分布している区域数を評価する（0〜4区域）．
2：小彎・大彎分布評価法も，ほぼ図のごとく体部4分割評価法に対応することがわかる．

　萎縮の進行により，ひだは体部小彎側から口側方向に消失し，遅れて大彎側からも口側に消退していくのであるが，この過程を単純に4段階に分ける"体部4分割評価法"がItohら[10,12,18,25]によって提唱されており，ひだの存在する区域数とPG I/II比がよく相関するなど[10]，理解しやすくなっている（図17，18）．

　ひだ分布の評価は背臥位二重造影正面像で行うが，やはり空気量に左右されることを念頭に置く必要がある．未感染や既感染の状態でひだが比較的細くやわらかい場合，過伸展に伴うひだ不明瞭化によって両者の鑑別が困難になる場合がある．ひだの分布は，実は胃小区の分類とは表裏一体のものであり，ほぼ同じことを意味しているのだが（厳密には腺

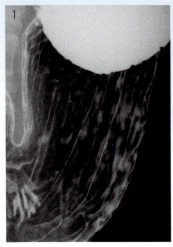
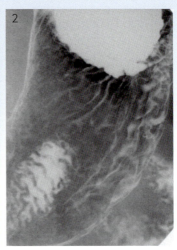
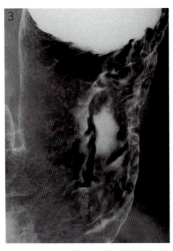
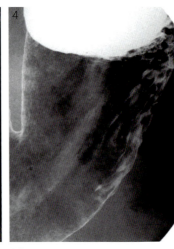
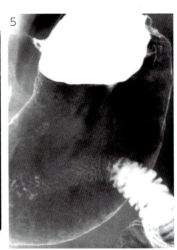

図18　ひだの分布（実際の写真）
1：4区域（萎縮ほとんどなし），2：3区域（軽度萎縮），3：2区域（中等度萎縮），4：1区域（高度萎縮），5：0区域（高度萎縮）．

領域とひだの肛門側のF-lineとは一致しない），どちらかが不鮮明で判定困難な場合もあるため，両方を熟知しておく必要があるのである．

d. Hp感染状態の判定

　Hp感染状態（未感染・現感染・既感染）は前述のごとく，<u>体部胃小区</u>，<u>前庭部胃小区</u>，そしてひだの性状と分布によって判定する[11]（図19）．ただし，X線による感染状態の正診率は91.4％であり，特に既感染の診断が困難であることを知っておかなければならない．ちなみに未感染と感染例（現・既）を判別する際の正診率は96.5％である[11]．

1）Hp未感染の判定（図20, 21）

　胃小区像が体部，前庭部ともに平滑型（**B-0**かつ**A-0**または**A-1**）で，さらに，ひだの性状が正常型である場合，"未感染疑い"と判定する．ひだの分布は空気量に影響を受けることを考慮するが，2区域以下の場合は既感染の可能性も否定できない（腹臥位でもひだが消失していれば既感染の可能性がかなり高いと思われる）．また，萎縮がごく軽度の段階で既感染となった場合は未感染と区別が困難なこともある．例えば十二指腸潰瘍で除菌

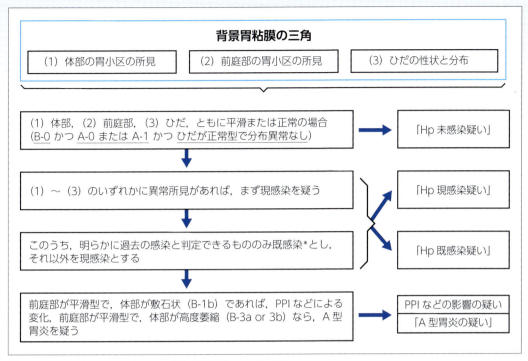

図19 胃X線を用いたHp感染状態判定の思考法
*胃小区が平滑型あるいは中間型で，かつひだが正常〜中間型あるいは消失している場合．

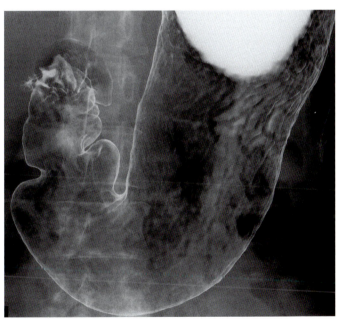

図20 Hp未感染胃①
体部B-0，前庭部A-0であり，ひだも正常型で分布はほぼ4区域である．

された場合などであるが，その際は球部変形が判定の助けになる．

2）Hp現感染と既感染の判定

　Hp未感染胃と判定可能な症例以外は，すべて現感染または既感染が疑われる．すなわち，体部胃小区像が **B-1a** 以上，前庭部胃小区像が **A-2** 以上，ひだが正常型以外（異常型，中間型，消失型），ひだの分布異常，このいずれか1つでもあれば，現感染または既感染の疑いで

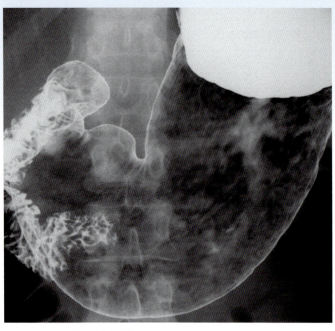

図21　Hp未感染胃②
体部B-0，前庭部A-1．空気量がやや多くひだが消失しているが未感染と判定．

ある．考え方の順番として，ほぼ全例でまず現感染を疑ってみる．実際に現感染と判定した症例を図22〜24に示す．一方，現感染特有の所見に乏しく，過去の感染を積極的に疑いうる所見があれば，"既感染疑い"と判定する．現感染か既感染か判定に迷う場合は"現感染疑い"とする．

3）既感染症例について

　Hp現感染例を除菌治療すると既感染の状態となる．現感染胃の特徴は粘膜の炎症による胃小区単位の腫脹，明瞭な小区間溝，ひだの腫大・蛇行などであるから，除菌後に炎症が軽減すると，胃小区が不明瞭化し，ひだの細径化と蛇行の改善がみられる．除菌前後の画像を見れば既感染胃であると納得できるが，ある時点の画像のみからそれが既感染か否かを判定するのは決してやさしくはない．胃小区模様がうっすらと不均一に認められる場合や，粘膜の表面が平滑と粗の中間程度の状態である場合，平滑型と粗糙型の間の意味で"中間型"と呼称されるが[7, 12]，例えば，図25の症例が中間型とされ，胃小区の分類が困難で胃がんリスクを読み取りにくい．ひだが消失しているが，萎縮が中等度までであれば腹臥位で細いひだを認めることがあり，胃がんリスクを推定可能である．図26の既感染例は萎縮がごく軽度であり，未感染と判定しても胃がんリスクはほぼ同等に低い可能性がある．図27では，体部胃小区が**B-2**であるが中間型の所見であり，ひだも太さの割にはやわらかそうであり，立ち上がりもなだらかである．既感染と判定可能である．図28は，前庭部が平滑で体部胃小区とひだが中間型の症例である．既感染例では前庭部が平滑に見えることもあるという例である．

　以上のごとく思考していくと，既感染胃を判定することは簡単に思えるかもしれないが，実際に読影してみるとやはり難しいものである．除菌あるいは偶然除菌からの期間が短け

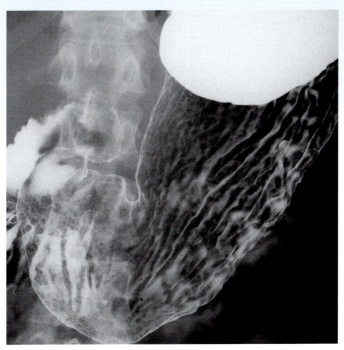

図22　Hp現感染胃①
体部B-0またはB-1a程度，前庭部はA-2（鳥肌状），ひだはやや太く中間型か．前庭部の胃小区の読影が重要な症例．

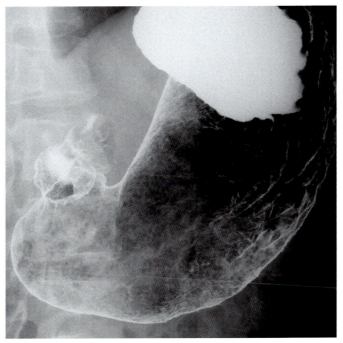

図23　Hp現感染胃②
体部B-2，前庭部A-2で，ひだは異常型で2～3区域である．

れば，現感染時の所見が十分に改善していない場合もあるし，除菌前の炎症の程度が著明であれば十分な所見の改善に至らない場合もあろう．表1に"背景胃粘膜の三角"を用いたHp感染状態の判定指標を示すが，これはあくまで大まかな原則であり，例外は常に存在することを意識しておくべきである．

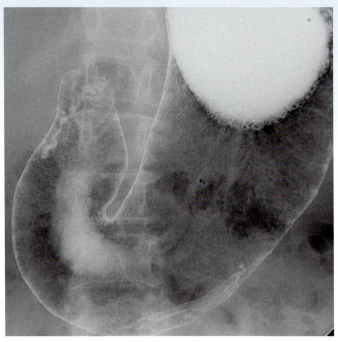

図24　Hp現感染胃③
ひだが消失し，体部でB-3bだが，前庭部が顆粒状の明瞭な胃小区（A-2）であり，現感染と判定．

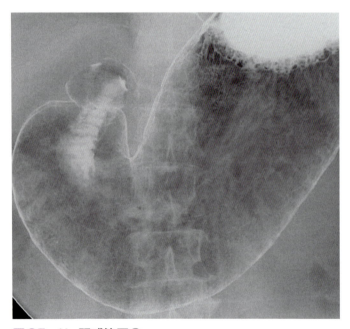

図25　Hp既感染胃①
体部B-3b，前庭部A-3bであろうか．一部スリガラス様であり，中間型の粘膜とする．ひだは消失しており，既感染の状態が疑われる．

e. その他の胃炎について

　Hp感染胃炎以外にもさまざまな原因で胃炎あるいは胃炎様の変化は起こりうる．非ステロイド系消炎鎮痛薬や低用量アスピリンによる胃炎はびらんや潰瘍などの局所病変を引

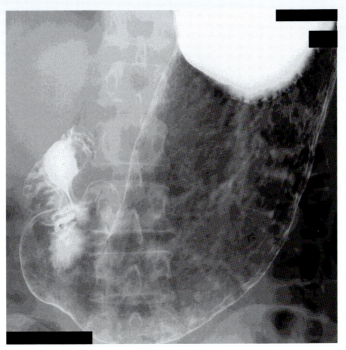

図26　Hp既感染胃②
体部の一部に多角形小区の名残があり（B-0〜B-1b），前庭部はA-1．平滑〜中間型である．ひだは正常型であるが，既感染疑いとする．

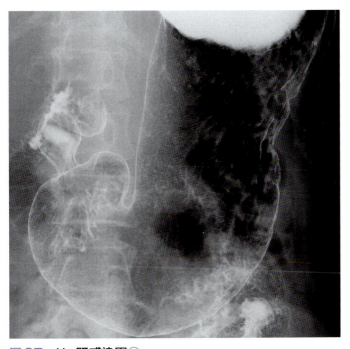

図27　Hp既感染胃③
体部B-2，前庭部A-2だが，いずれも中間型の所見といえる．ひだは太いが，この太さにしては，なだらかな立ち上がりであり，丈も低くやわらかそうである．ひだも中間型であり，総合的に既感染と判定可能．

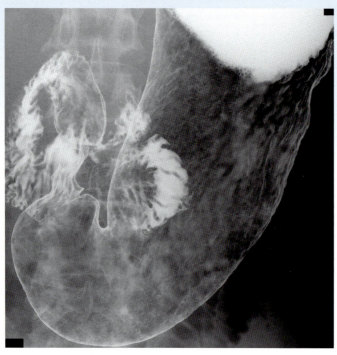

図28 Hp 既感染胃
体部はB-2程度と思われるが，不均一で淡い（中間型）．前庭部は平滑である（A-0）．ひだは細いがやや太さが不均一であり分布も1〜2区域程度である（中間型）．前庭部が平滑であっても既感染のこともある．

表1 "背景胃粘膜の三角"を用いたHp感染状態の判定指標

			ひだの性状			
	前庭部	体部	正常型	中間型（または分布異常）	異常型	消失型
胃小区像	平滑型		未感染疑い	既感染疑い	現感染疑い	既感染疑い
	中間型	平滑〜中間型	既感染疑い			
	粗糙型	平滑〜粗糙型	現感染疑い			現感染疑い
	平滑型	中間〜粗糙型	既感染疑い	既感染またはPPI関連胃症*疑い		A型胃炎疑い

この表は，判定基準のおおよその原則を示したに過ぎず，実際の症例には例外もある．
＊PPI関連胃症については，体部の胃小区がB-1bの際に疑われる．

き起こすが，背景粘膜に広く影響するものとしてはプロトンポンプ阻害薬（PPI）の長期使用があげられる[22]．PPI長期使用による高ガストリン血症で胃底腺領域に粘膜の敷石状変化をきたすことがある（ここでは便宜上"PPI関連胃症"と命名する）．PPI関連胃症はHp未感染者に多く，X線所見では前庭部が平滑（**A-0**，**A-1**）で，体部全体が多角形小区（**B-1b**）となり，ひだ腫大もみられる．Hp感染胃炎との鑑別は前庭部に萎縮性変化を認めないことである（図29）．胃底腺ポリープや過形成性ポリープを伴うこともある．

　前庭部に萎縮を認めない胃炎には，Hp未感染のA型胃炎（自己免疫性胃炎autoimmune gastritis）がある．最近，人間ドックなどの内視鏡検診におけるA型胃炎の頻度が0.49％

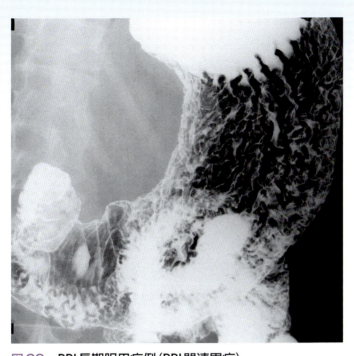

図29　PPI長期服用症例（PPI関連胃症）
Hp未感染．X線所見では前庭部が平滑（A-0）で，体部全体が多角形小区（B-1b）となり，ひだ腫大もみられる．Hp感染胃炎との鑑別は前庭部に萎縮性変化を認めないこと．

と案外多いということが報告されている[26]．X線的特徴は前庭部が平滑（**A-0**，**A-1**）で，体部に高度萎縮（**B-3a**，**B-3b**）を認めることである．ひだはほぼ消失する．A型胃炎のX線による拾い上げは難しいかもしれないが，決してまれとはいえない病態であり，注意深い読影が求められる（表1）．

3 Hp感染状態と胃がんリスクの関係 ―早期胃がん発見に向けて―

　最後に，Hp感染状態と胃がんリスクの関連性について言及する．筆者の施設における過去4年間の人間ドック胃がん検診から，Hp感染状態別の胃がん発見率を算出すると，未感染0.02％，既感染0.15％，現感染0.33％であり[27]，感染状態がそのまま胃がんリスク分類になっていることがわかる．すなわち胃がんリスクは，年齢，性を考慮しなければ，Hp感染状態と慢性胃炎の進行度の両者が関連していることになる．図30にその関係を示す．未感染は全例低リスクであるが，既感染と現感染はリスクがあり，高度萎縮症例や著明なひだ腫大症例ではさらにリスクが高い．すなわち，胃X線検診でHp感染状態と胃がんリスクを読み取ることによって，高リスク者を内視鏡検診に，現感染者を内視鏡検査と除菌治療に誘導することが可能になる．

　背景胃粘膜の読影は，胃がん検診の本来目的である胃がん早期発見に役立つ．図31は中等度の萎縮を伴うHp現感染例における早期胃がん症例である．このような胃では胃がんリスクが高いことに留意し，注意深い読影を要する．中等度の萎縮であり，萎縮領域の

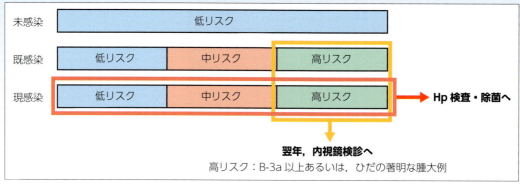

図30 胃がんリスクとHp感染状態の関係

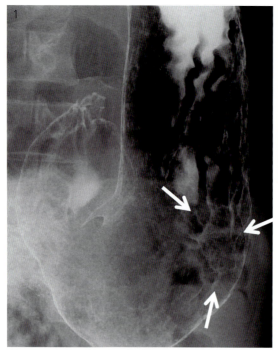

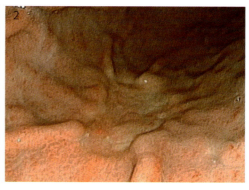

図31 Hp現感染における早期胃がん症例

1：ひだの性状は異常型，体部の胃小区はB-2であり，中等度の萎縮を伴うHp現感染症例である．ひだの肛門端付近に低分化型腺がんを認める．
2：内視鏡像．

分化型がん，胃底腺領域の未分化型がん，腺境界付近（中間帯領域）の中〜低分化型がんを探す．この症例ではひだの肛門端付近の胃底腺領域に低分化型腺がんを認めた．このような，背景粘膜（腺領域），肉眼型，組織型の関係（胃癌の三角）を考慮した読影は古典的であるが，現在でも系統的かつ効率的な胃がん発見に資するものと思われる．さらに，これからの胃がん検診では，Hp感染状態という新基軸を考慮しなければならない．既感染症例における胃がんの臨床病理学的特徴がどのようにX線所見として示現されるか，背景胃粘膜との関連が多数の症例の蓄積と研究によって明らかにされる必要がある．

〔安田　貢〕

文 献

1) 青山大三. 萎縮性過形成性胃炎のレ線像—特に微細胃粘膜レリーフ像と胃カメラ像との比較検討の立場から—. 綜合医学 1961；18：472-80.
2) 赤坂裕三ほか. 腺境界と胃病変—腺境界の識別法と腺境界の局在に関連する諸因子を中心に—. 胃と腸 1980；15(2)：155-65.
3) 細井薫三ほか. 萎縮性胃炎のX線診断. 臨牀消化器内科 1987；2：33-41.
4) 馬場保昌ほか. X線的胃小区像からみた背景粘膜の質的診断. 胃と腸 1995；30(10)：1315-24.
5) 中村恭一. "胃癌の三角"：場と肉眼型と組織型と. 胃と腸 1991；26(1)：15-25.
6) 奥田順ほか. 胃X線像による Helicobacter pylori 感染診断の可能性. 総合健診 2002；29(5)：894-8.
7) 中島滋美ほか. Helicobacter pylori 陽性と陰性の胃粘膜所見の特徴—胃X線所見. 胃と腸 2006；41(7)：1001-8.
8) 安田貢ほか. 胃X線検査による胃がん危険度評価についての検討—血清ヘリコバクターピロリ抗体とペプシノゲン法を利用して—. 日消がん検誌 2010；48(3)：344-54.
9) 山岡水容子, 中島滋美. 胃癌危険群スクリーニングにおける胃X線検査の有用性. 日消がん検誌 2011；49(1)：20-31.
10) Itoh T, et al. Correlation between the ABC classification and radiological findings for assessing gastric cancer risk. Jpn J Radiol 2015；33(10)：636-44.
11) 安田貢ほか. 任意型胃X線検診における H.pylori 感染状態の判定法の現状と課題—対策型検診への導入を目指して—. 日消がん検誌 2015；53(1)：17-29.
12) 関西消化管造影懇話会編. 胃X線検査による H.pylori 感染診断アトラス, 第2版, 関西消化管造影懇話会, 2014.
13) Yamamichi N, et al. Comparative analysis of upper gastrointestinal endoscopy, double-contrast upper gastrointestinal barium X-ray radiography, and the titer of serum anti-Helicobacter pylori IgG focusing on the diagnosis of atrophic gastritis. Gastric Cancer 2016；19(2)：670-5.
14) 日本消化器がん検診学会 胃がん検診精度管理委員会編. 新・胃X線撮影法ガイドライン改訂版(2011年). 医学書院, 2011.
15) 山本鼎. 所謂, 胃小区像の基礎的研究. 日放会誌 1970；30(8)：734-66.
16) 佐野量造. 胃疾患の臨床病理. 医学書院, 1974, 139-55.
17) 島田信勝, 佐藤雄次郎. 病理組織像よりみた慢性胃炎. 日本臨牀 1958；16：174-83.
18) 日本消化器がん検診学会ほか編. 胃X線検診のための読影判定区分アトラス. 南江堂, 2017.
19) 木村健, 竹本忠良. 慢性胃炎の生検. 胃と腸 1970；5：843-51.
20) 安田貢ほか. 胃癌リスク診断の検診への応用と課題(2) H.pylori 既感染群の診断を巡って. 臨牀消化器内科 2013；28(9)：1145-54.
21) Nishibayashi H, et al. Helicobacter pylori -induced enlarged-fold gastritis is associated with increased mutagenicity of gastric juice, increased oxidative DNA damage, and an increased risk of gastric carcinoma. J Gastroenterol Hepatol 2003；18(12)：1384-91.
22) 春間賢監, 加藤元嗣ほか編. 胃炎の京都分類QandA. 日本メディカルセンター, 2017.
23) 北村晋志ほか. 鳥肌胃炎におけるX線示現態の検討. 日消がん検誌 2007；45(4)：405-11.
24) 中島滋美ほか. Helicobacter pylori 感染の有無による胃のバリウムX線画像の特徴と診断的価値. 日本ヘリコバクター学会誌 2007；8(2)：18-21.
25) 伊藤高広ほか. 胃がんX線検診における新しい診断基準・指示区分導入の試み. 日消がん検誌 2011；49(4)：493-502.
26) 青木利佳ほか. 日本におけるA型胃炎の頻度と特徴. Gastroenterol Endosc 2017；59：881.
27) 安田貢ほか. Helicobacter pylori 未感染胃粘膜における胃癌の拾い上げ診断と鑑別. 消化器内視鏡 2017；29(7)：1194-1201.

1 診断法

3. 内視鏡によるHp感染状態（未・現・既感染）の判定方法

1 内視鏡検査に求められるものとは

ヘリコバクター・ピロリ（Hp）は明らかな発がん因子と認定され，除菌治療により二次胃がんの発生頻度が抑制されることが明らかとなった[1]．わが国では，Hp感染胃炎に対する除菌治療の保険適用拡大（2013年2月）や，対策型内視鏡検診の推奨（2016年）により，「内視鏡によるHp感染診断」はすべての内視鏡医にとって今や必須である．

さらに，胃がんの発生頻度はHp感染状況によって大きく異なるばかりか，その組織型は各Hp感染状態別にある程度の特徴を有している．そのため，悪性腫瘍の拾い上げにおいても「内視鏡によるHp感染診断」は重要であろう．

2 Hp感染を考慮した内視鏡検査

「内視鏡によるHp感染診断」の実践には，Hp感染状態別に内視鏡所見の特徴を十分に理解しておく必要がある．2014年に発刊された『胃炎の京都分類』では，19の胃炎所見について特徴が記されており，より客観的に簡便に診断できるよう整理されている[2]（表1）．

多くの胃炎所見がある中で，Hp感染状態（未感染，現感染，既感染）を鑑別する特異的所見（表2）を中心に解説する．

3 内視鏡撮像方式，画像強調による見え方の違い（表3）

電子内視鏡の撮像方式には，面順次方式と同時方式がある．各社の撮影方式，および画像強調観察 image enhanced endoscopy（IEE）を表3に示す．

Hp感染診断の基本は白色光観察とコントラスト法（インジゴカルミン）であり，必ずしもIEEは必要ではないが，IEEは萎縮や腸上皮化生，びまん性発赤などの所見をより明瞭化させ認識しやすくすると報告されており[3~6]，搭載機器を使用する場合は積極的に活用する．

撮像方式や画像強調による見え方は各内視鏡所見で提示する．

表1 胃炎の京都分類
(文献2)より許諾を得て転載)

局在	内視鏡所見名	英語表記	感染	未感染	除菌後
胃粘膜全体	萎縮	atrophy	○	×	○〜×
	びまん性発赤	diffuse redness	○	×	×
	腺窩上皮過形成性ポリープ	foveolar-hyperplastic polyp	○	×	○〜×
	地図状発赤	map-like redness	×	×	○
	黄色腫	xanthoma	○	×	○
	ヘマチン	hematin	△	○	○
	稜線状発赤	red streak	△	○	○
	腸上皮化生	intestinal metaplasia	○	×	○〜△
	粘膜腫脹	mucosal swelling	○	×	×
	斑状発赤	pathy redness	○	○	○
	陥凹型びらん	depressive erosion	○	○	○
胃体部	皺襞腫大，蛇行	enlarged fold, tortuous fold	○	×	×
	白濁粘液	sticky mucus	○	×	×
胃体部〜穹窿部	胃底腺ポリープ	fundic gland polyp	×	○	○
	点状発赤	spotty redness	○	×	△〜×
	多発性白色扁平隆起	multiple white and flat elevated lesions	△	○	○
胃体下部小彎〜胃角小彎	RAC	regular arrangement of collecting venules	×	○	×〜△
胃前庭部	鳥肌	nodularity	○	×	△〜×
	隆起型びらん	raised erosion	△	○	○

○：観察されることが多い，×：観察されない，△：観察されることがある．

表2 Hp感染状態の内視鏡所見

特異的所見	参考所見
未感染	
RAC	稜線状発赤 隆起型びらん 胃底腺ポリープ
現感染	**現感染および既感染**
びまん性発赤 粘膜腫脹 （白濁粘液）	皺襞(ひだ)腫大，蛇行 点状発赤 萎縮 腸上皮化生 鳥肌 腺窩上皮過形成性ポリープ 黄色腫
既感染	
びまん性発赤の消退・軽減 地図状発赤の顕在化	

表3 内視鏡システムにおける撮像方式

	オリンパス社	富士フイルムメディカル社	HOYA社（ペンタックス）
画像強調	NBI：narrow band imaging	BLI：blue laser imaging LCI：linked color imaging	i-scan
システム・スコープ	EVIS LUCERA ELITE（面順次方式） GIF-H260 GIF-H260Z GIF-XP290N GIF-H290 GIF-H290Z GIF-HQ290 EVIS EXERA Ⅲ（同時方式） GIF-H190N GIF-HQ190	LASEREO 4450/7000（同時方式） EG-L580NW，EG-L580NW7 EG-L590WR，EG-L600WR7 EG-L600ZW，EG-L600ZW7	EPK-i7000（同時方式） EG16-K10 EG27-i10 EG-2990Zi

4 内視鏡によるHp感染診断の実際

> **ファーストステップ**
> はじめにHp未感染の内視鏡的特徴を学習し，「Hp未感染」と「それ以外（Hp現感染・既感染）」を区別できるようにする．未感染か否かを診断できることは，胃がんリスクを考慮するうえでも非常に重要である．
>
> **セカンドステップ**
> 次にHp現感染と既感染の鑑別を行う．時に判断に難渋することもあるが，特異的所見を認める典型像を理解し修練すれば，多くの症例は診断可能である．

A. 未感染

Hp未感染の特徴は，萎縮のない正色調粘膜を背景に胃角部小彎付近にRACが存在することと，びまん性発赤・萎縮がみられないことである．RACの存在は，正常の胃底腺粘膜構造が保たれているということを表している．これらに加えて，稜線状発赤，隆起型びらん，胃底腺ポリープ，ヘマチン付着などはHp未感染胃に付随することがあり，Hp未感染診断をするうえで参考となる所見であるが，これらの所見だけでHp未感染であることの診断根拠にはならない点に留意する．

1) 特異的所見

a) RAC（図1）

RACとは，内視鏡観察において，胃底腺領域の粘膜下に集合細静脈が規則的に配列する像を指している．遠景では無数の微細発赤点として認識され，近接ではヒトデ状の構造をもった血管として認識される．これらの微細発赤点が，胃体部全体に観察できる場合をRAC陽性とし，95％の正診率でHp未感染と診断できるとされている[7,8]．

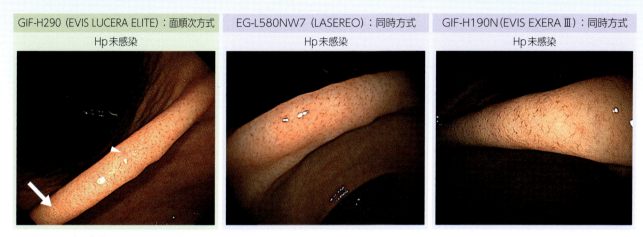

図1　Hp未感染でみられる特異的所見（RAC）
胃角部小彎付近において，遠景では無数の微細発赤点（➡），近接ではヒトデ状構造（△）をした血管として認識される．撮像方式によらず指摘可能であるが，画像解像度が低い機種では指摘が難しい場合がある．

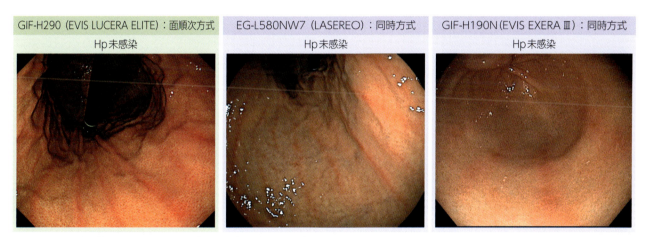

図2a　Hp未感染でみられる参考所見（稜線状発赤）
胃体部小彎・大彎や前庭部大彎にみられる帯状発赤で，撮像方式によらず認識可能である．

> **診断のポイント：RAC**
>
> ☑ **RACの判定は胃角部小彎付近で行う**
>
> 　前庭部優位のHp現感染症例や既感染症例においては，萎縮範囲が前庭部〜胃角部に限局されるため，体部にRACが観察されることがある．RACの判定は胃角部小彎付近で行うことが推奨されている[9]．

2）参考所見

a）稜線状発赤（図2a）

　稜線状発赤は胃の長軸方向に平行に走る数条の帯状発赤で，胃体部小彎や大彎，前庭部大彎などに認めることが多い．発赤はひだの頂上に一致して観察され，時に発赤内に白苔を伴うびらんやヘマチンを認めることがある．

　病理組織学的には，発赤部と非発赤部との間に細胞浸潤の差は認めず，発赤部に一致して毛細血管のうっ滞が確認されている[10]．一般にHp未感染の非萎縮粘膜にみられること

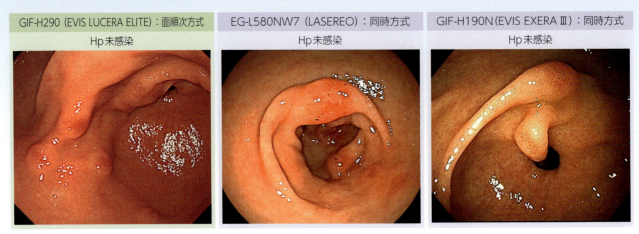

図2b　Hp未感染でみられる参考所見（隆起型びらん）
中心に陥凹を伴う粘膜の隆起で"たこいぼびらん"と呼ばれ，前庭部に多くみられる．撮像方式によらず認識可能である．

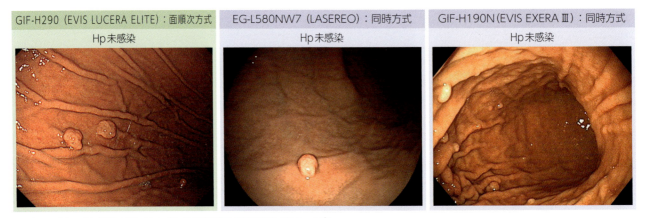

図2c　Hp未感染でみられる参考所見（胃底腺ポリープ）
表面平滑な正色調あるいは淡い発赤調を呈する山田分類のⅡ型ポリープで，撮像方式によらず認識可能である．

から，成因として，ひだの頂上が長時間胃酸に接することによる機械的・化学的刺激による作用が考えられている．

> 👉 **診断のポイント：稜線状発赤**
>
> ☑ **未感染の可能性が高いが，既感染のこともある**
>
> 　Hp既感染症例において，体部の非萎縮粘膜に認められることがある．特に萎縮が前庭部に限局している場合には，未感染との判別が困難なことがある．

b) 隆起型びらん（図2b）

　隆起型びらんとは，中心に陥凹を伴う粘膜の隆起であり，その形態から"たこいぼびらん"と呼ばれている．前庭部に多いが体部にも認められ，中心部に白色陥凹を伴うことや，周囲粘膜の長軸方向に稜線状発赤を伴うことがしばしば観察される．

　前庭部にみられる隆起型びらんは，病理組織学的には幽門腺の腺体部の過形成であり，Hp未感染あるいは既感染の胃粘膜にみられるとされる．成因としては稜線状発赤と同様に機械的・化学的刺激による作用が考えられている．

> **診断のポイント：隆起型びらん**
>
> ☑ **前庭部の隆起型びらんは未感染の可能性が高いが，既感染のこともある**
> 　前庭部の隆起型びらんは稜線状発赤と同様に，Hp既感染に認められることがある．
>
> ☑ **体部の隆起型びらんではHp感染診断をしない**
> 　体部にみられる隆起型びらんは，Hp感染との関連はなかったと報告されており[11]，感染診断に用いることはできない．

c）胃底腺ポリープ（図2c）

　胃底腺ポリープは，胃底腺領域に発生する隆起性病変で，多くは5 mm以下であり，女性に多くみられる．内視鏡所見としては山田分類のⅡ型を呈することが多く，表面平滑で，色調は正色調あるいは淡い発赤調を呈する．病理組織学的には，胃底腺組織の過形成，囊胞状拡張腺管を特徴とする．

> **診断のポイント：胃底線ポリープ**
>
> ☑ **未感染の可能性が高いが，既感染のこともある**
> 　一般にHp未感染にみられるが，Hp既感染にも認められ，胃酸分泌の保たれている領域に観察されることが多い．
>
> ☑ **プロトンポンプ阻害薬（PPI）の服用を確認する**
> 　プロトンポンプ阻害薬（PPI）の長期投与により，胃底腺ポリープが出現したり，増大したりすることがあり，注意が必要である（後述の「判断に難渋する非典型例」参照）．

B. 現感染

　Hp現感染の特徴は，びまん性発赤・粘膜腫脹・白濁粘液など，好中球浸潤を伴う活動性胃炎を反映した所見がみられることである．慢性変化としてひだ異常，萎縮，腸上皮化生，鳥肌，黄色腫などがみられるが，これらは既感染胃でも観察される所見であることに注意が必要である（後述の「現感染・既感染いずれでもみられうる参考所見」参照）．

1）特異的所見

a）びまん性発赤（図3）

　胃体部から穹窿部の胃底腺粘膜領域にみられる"連続した均一な発赤"を指し，ほぼすべてのHp現感染で観察される所見である．除菌成功後は速やかに消退・軽減し長期間変化しない[12]ことから，現感染と既感染の鑑別に最も有用である．

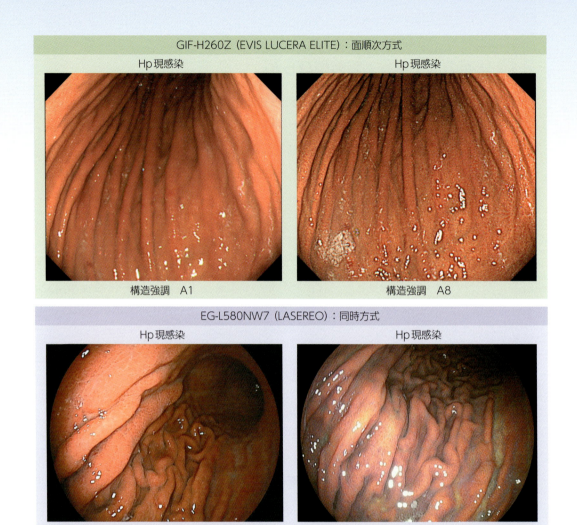

図3　Hp現感染でみられる特異的所見（びまん性発赤）
胃底腺粘膜領域にみられる"連続した均一な発赤"で，RACが観察されないことに注目すると診断しやすい．
上段：面順次方式の場合，過度な構造強調は点状発赤やRAC様所見と見誤る可能性があり，構造強調A1で判断するのが望ましい．
中段：レーザー搭載された内視鏡では，びまん性発赤がLCI観察で韓紅色に強調される．

> ### 💡 診断のポイント：びまん性発赤
>
> ☑ **他の発赤所見と混同しない**
>
> びまん性発赤は，その名のとおり"びまん性"で，点状発赤や斑状発赤，地図状発赤とは区別される．
>
> ☑ **胃底腺粘膜領域でRACが見えないことに注目する**
>
> びまん性発赤のみられる粘膜は，組織学的炎症による発赤のためRACが観察されない．よって，胃底腺粘膜領域においてRACが見えるか否かに注目すると，びまん性発赤は診断しやすい．
>
> ☑ **面順次方式の内視鏡では，過度な構造強調で判断しない**
>
> 面順次方式は同時方式に比べて"赤"を強調しやすく，びまん性発赤を認識しやすい．ただし，過度な構造強調は点状発赤やRAC様所見と見誤る可能性があり注意が必要である[13]．Hp感染診断を行う際は構造強調A1程度の設定が望ましい．
>
> ☑ **レーザー搭載の内視鏡ではLCIを有効活用する**
>
> びまん性発赤は，LCI観察で濃い赤紫色（韓紅色）に強調され認識しやすくなる．また除菌後にびまん性発赤が消失すると，同部位は薄いオレンジ色（杏色）となり，区別をつけやすい．

b）粘膜腫脹（図4）

胃底腺粘膜，幽門腺粘膜のいずれにもみられる，やわらかい厚みのある凹凸と表現される粘膜である．組織学的には炎症細胞浸潤と浮腫を反映し，除菌後は速やかに改善する．白色光では認識しづらい場合でも，インジゴカルミン色素撒布で腫大した胃小区が認められれば，診断は比較的容易となる．

> ### 💡 診断のポイント：粘膜腫脹
>
> ☑ **胃小区腫大の判断はインジゴカルミン撒布を参考にする**
>
> 「厚みのある凹凸粘膜」は内視鏡医の主観に左右されやすく，また炎症が軽度の場合は判断が難しいため，積極的にインジゴカルミン撒布を行い判断するのが望ましい．特にさまざまな所見が混在する幽門腺領域におけるインジゴカルミン撒布の有用性が報告されている[14]．
>
> ☑ **十分な送気下で観察する**
>
> 送気不十分の場合，粘膜腫脹が過大に診断される可能性があるため，十分に送気して観察を行う．

c）白濁粘液（図5）

胃体部大彎のひだを中心に付着する粘稠な白濁粘液は，炎症により生じる滲出液で，丹念な洗浄でも剥がしにくいのが特徴である．出現頻度はあまり高くない．

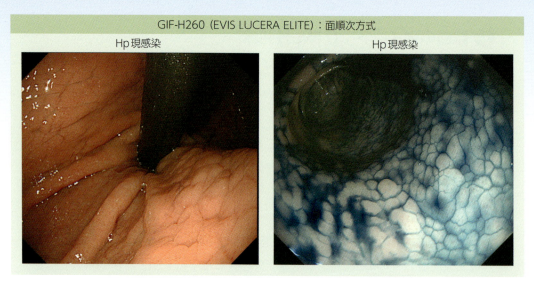

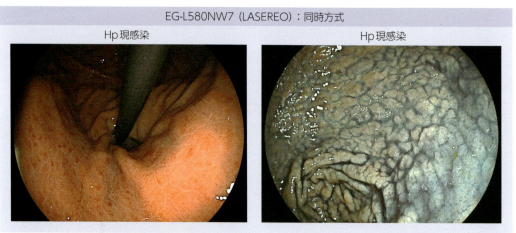

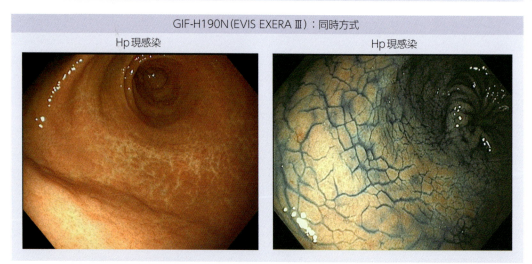

図4 Hp現感染でみられる特異的所見(粘膜腫脹)
胃底腺粘膜，幽門腺粘膜いずれにもみられる，やわらかい厚みのある凹凸粘膜を指す．撮像方式に関わらず認識は可能である．胃小区腫大は，インジゴカルミン撒布でより明瞭化し認識しやすくなる．

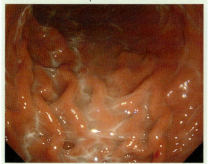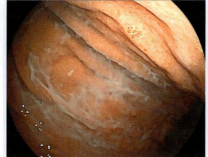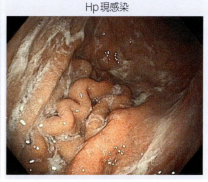

図5　Hp現感染でみられる特異的所見（白濁粘液）
胃体部大彎のひだに付着する除去しにくい粘稠な白濁粘液．撮像方式によらず認識可能である．

> **診断のポイント：白濁粘液**
>
> ☑ **剥がしにくい白色粘液が特徴である**
> 　手動洗浄で容易に除去できる唾液などとは異なり，Hp現感染にみられる白濁粘液は手動洗浄のみでは除去しにくく，自動洗浄装置での徹底的な洗浄が必要となる場合がある．

C. 既感染

　Hp既感染では好中球浸潤が消失し，内視鏡所見上はびまん性発赤の消退・軽減と地図状発赤の顕在化が特徴である．

1) 特異的所見

a) びまん性発赤の消退・軽減（図6）

　除菌治療で炎症細胞浸潤が改善するのに伴い，びまん性発赤は除菌後速やかに消退・軽減する．これは全例で認められる所見であるが，現感染時の画像がない場合は判断が難しい場合があり，以下の診断ポイントを参考にする．

> **診断のポイント：びまん性発赤の消退・軽減**
>
> ☑ **胃底腺の非萎縮領域のRACに注目し，RACが認められればHp既感染を考える**
> 　この領域におけるRACの観察能がHp現感染と既感染の鑑別に有用である．ただし，内視鏡的に非萎縮と判断した領域でも，実際には萎縮や腸上皮化生が並存しRACが回復しない場合もある．よって，この領域でRAC回復を認めた場合はHp既感染を考えるが，RAC回復を認めない場合にHp既感染を否定することはできない．
>
> ☑ **レーザー搭載の内視鏡ではLCIを有効活用する**
> 　LCI観察で濃い赤紫色（韓紅色）を呈したびまん性発赤は，除菌成功後に薄いオレンジ色（杏色）に変化するため，白色光観察と比べて，初心者にはHp既感染の判断がしやすい．

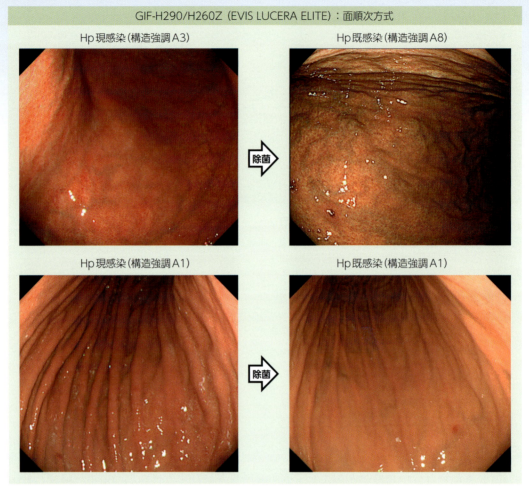

図6　Hp既感染でみられる特異的所見（びまん性発赤の消退・軽減）
除菌治療により，全例でびまん性発赤は消退・軽減する．

> ☑ **次項の地図状発赤の顕在化に注目する**
> 　Hp現感染時は，胃底腺粘膜領域がびまん性発赤を呈し，萎縮粘膜領域は褪色調を呈する．一方，Hp既感染では胃底腺粘膜領域のびまん性発赤が消失し，腸上皮化生を伴う萎縮粘膜領域に地図状発赤の顕在化（次項参照）を認める場合がある．全例で出現する所見ではないが，認められればHp既感染の判断は容易である．

b）地図状発赤の顕在化（図7）

　地図状発赤とは，大きさも形も多彩な，わずかに陥凹した，境界が比較的明瞭な発赤の総称である．萎縮や腸上皮化生の進行したHp既感染例の胃粘膜に顕在化する．生検すると腸上皮化生の所見が得られることが多い[15]．この発赤は，従来「まだら状発赤」「まだら斑状発赤」「斑状発赤」などさまざまな名称が使われてきたが，京都分類では「地図状発赤」として総称して扱うことになった．なお京都分類では「斑状発赤」はHp未・現・既感染のいずれでもみられる所見とされており，地図状発赤のうち類円形の斑状のものは京都分類の「斑状発赤」の一部に相当する．なお京都分類では取り上げられていないが，「（小）発赤陥凹」と称される，小型の周囲がわずかに隆起した発赤調の陥凹がHp既感染に顕在化することがあるが，これも同じ範疇に属する所見と考えられる．

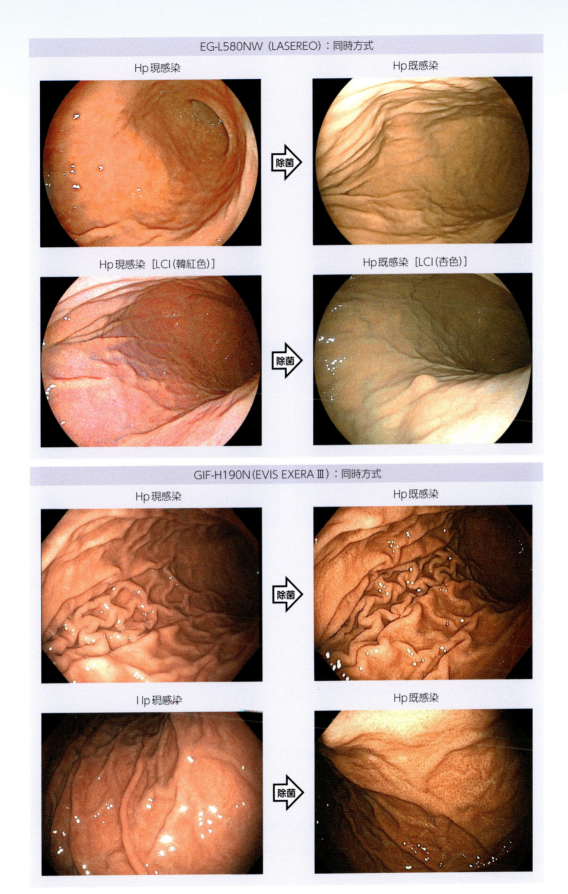

図6 (つづき)
上段：レーザー搭載された内視鏡では，LCI観察でびまん性発赤を反映していた赤紫色(韓紅色)が，びまん性発赤の消退・軽減に伴い薄いオレンジ色(杏色)に変化する．
下段：びまん性発赤の消退・軽減がわかりにくい場合，非萎縮領域のRAC回復は1つの参考所見である．

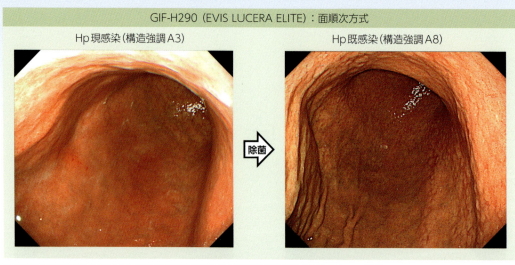
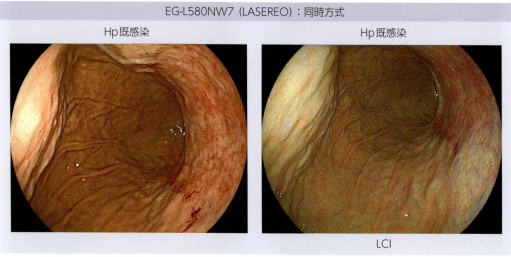

図7　Hp既感染でみられる特異的所見（地図状発赤の顕在化）
上段：地図状発赤は大きさ，形が多彩で境界が比較的明瞭なわずかな発赤陥凹を指す．前庭部および体部小彎でみられることが多い．色調逆転現象（びまん性発赤の消失と萎縮領域の地図状発赤顕在化により，発赤領域が逆転したかのように観察されること）に注目する．
下段：レーザー搭載された内視鏡では，LCI観察で色調逆転現象がより認識しやすくなる．

診断のポイント：地図状発赤の顕在化

☑ 色調逆転現象に注目する

　内視鏡的萎縮境界に沿って，Hp現感染時の非萎縮領域のびまん性発赤が消失し，萎縮領域に地図状発赤が顕在化すると，発赤領域が逆転したかのように観察される．これを色調逆転現象と呼んでいる[16]．

☑ 凹凸がわかりにくい場合はインジゴカルミン撒布を考慮する

　斑状発赤や地図状発赤のわずかな陥凹が認識しづらい場合には，インジゴカルミン撒布像も参考となる．ただし，インジゴカルミン撒布を行うと色調が認識しづらくなることに注意する．

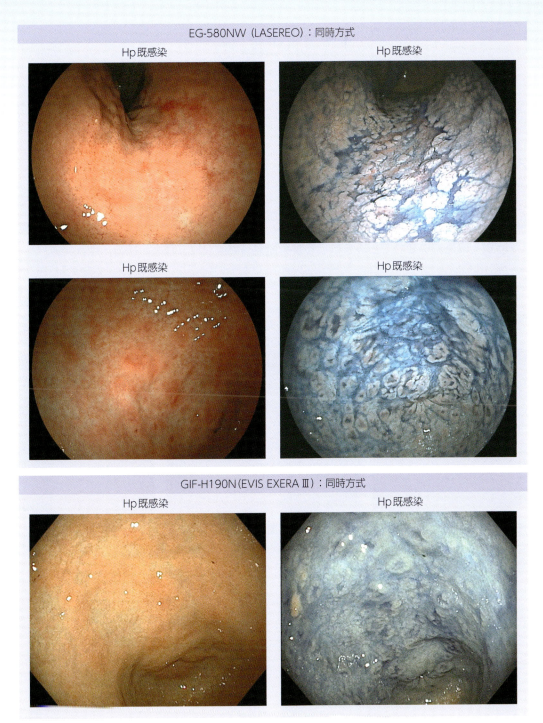

図7 （つづき）
地図状発赤のわずかな陥凹が認識しづらい場合は，インジゴカルミン撒布も参考となる．

D. 現感染・既感染いずれでもみられうる参考所見

a) 皺襞（ひだ）腫大，蛇行（図8a）

　胃体部大彎でみられる所見で，組織学的には炎症細胞浸潤とともに，上皮細胞の増殖，腺窩上皮の過形成が生じることにより，粘膜肥厚をきたした状態である．Hp現感染を反映していることが多いが，既感染でも一定期間残存することがある．皺襞（ひだ）腫大の症例は胃がんのハイリスクであり[17]，ひだ間を十分に広げた状態での観察がきわめて重要である．

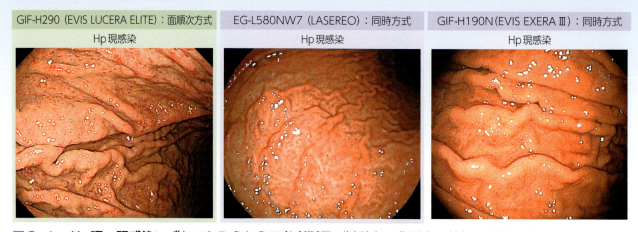

図8a,b　Hp現・既感染いずれでもみられうる参考所見〔皺襞（ひだ）腫大・蛇行，点状発赤〕
粘膜肥厚を反映した皺襞（ひだ）腫大・蛇行や粘膜凹凸のない大小不同の発赤斑は，Hp現感染を示唆する所見であるが，Hp既感染でもみられることがある．十分な送気下観察が重要である．

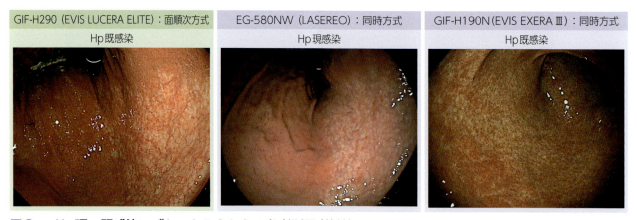

図8c　Hp現・既感染いずれでもみられうる参考所見（萎縮）
菲薄化した粘膜に血管透見像がみられることで認識される．Hp現感染でも既感染でもみられ，萎縮のみで両者を鑑別することはできない．

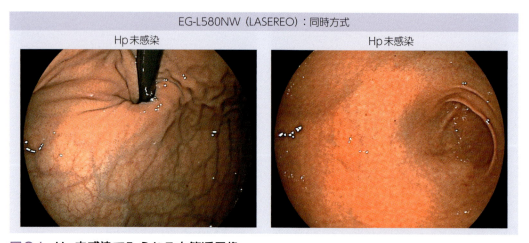

図8d　Hp未感染でみられる血管透見像
Hp未感染胃において，幽門腺領域にみられる樹枝状血管透見像や，過伸展時の穹窿部にみられる血管透見像を萎縮と診断しないことに注意する〔提示症例はいずれもHp血清抗体（Eプレート）3.0 U/mL未満〕．

> 👆 **診断のポイント：皺襞（ひだ）腫大，蛇行**
>
> ☑ **十分に送気した状態で判断する**
>   送気不足は皺襞（ひだ）が十分に伸展しないため，胃がんの見逃しのみならず，Hp感染診断の過大評価につながる可能性もあり注意が必要である．
>
> ☑ **過去画像がある場合は参考にする**
>   除菌治療後などで，現感染粘膜か既感染粘膜かを悩む場合，除菌前の画像比較が判断の助けになることがある．

b) 点状発赤（図8b）

胃体部から穹窿部にかけて観察される粘膜凹凸のない大小不同の発赤斑で，Hp現感染では約半数にみられる所見である[18]．除菌治療により徐々に軽減・消失するが，一定期間残存することがある．また，除菌成功後に新たに出現することもある．

> 👆 **診断のポイント：点状発赤**
>
> ☑ **過度な構造強調をかけた状態では判断しない**
>   構造強調をかけすぎると，びまん性発赤を点状発赤と誤診しやすくなるため注意する．
>
> ☑ **門脈圧亢進性胃症と混同しない**
>   イクラ状発赤と表現される門脈圧亢進性胃症は，Hp感染でみられる点状発赤と類似しているため注意が必要である．点状発赤以外の所見に着目し総合的に判断する．

c) 萎縮（図8c）

慢性炎症に伴い，胃固有腺が消失した状態である．Hp感染における萎縮性変化は，前庭部から始まり，体部小彎から噴門へ進み，最後に大彎へと進展する．内視鏡的には菲薄化した粘膜に血管透見像がみられることで認識される．1969年に提唱された木村・竹本分類[19]は広く普及しており，萎縮の広がりをclosed type（C-1，C-2，C-3）とopen type（O-1，O-2，O-3）に分類している．さらに，近年のHp未感染・既感染の増加をふまえ，木村・竹本分類にC-0（萎縮なし），O-pまたはO-4（胃全体の萎縮）を加える改訂版も提案されている[20]．

> 👆 **診断のポイント：萎縮**
>
> ☑ **十分に送気して観察する**
>   血管透見の観察には十分な送気が必要である．ただし過度な送気下では，未感染胃の穹窿部で血管透見像を観察することがあり，これを萎縮と判断しないよう注意する（図8d）．
>
> ☑ **BLI，LCIは萎縮境界を明瞭化させる**
>
> ☑ **NBI拡大観察は組織像を反映[21]し，萎縮の診断に有用である**
>
> ☑ **未感染胃の幽門腺領域の樹枝状血管透見を萎縮と診断しない（図8d）**

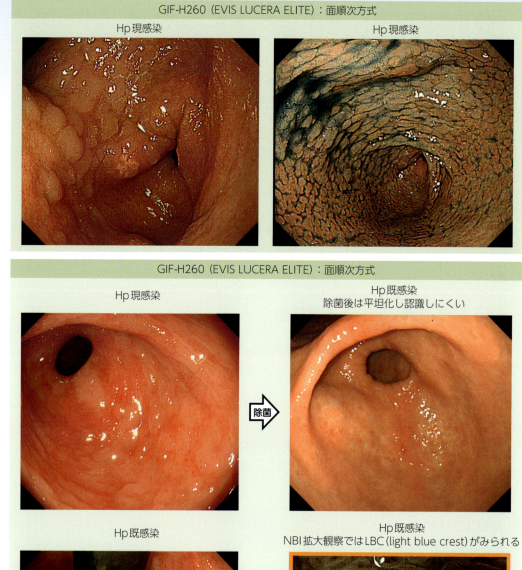

図8e　Hp現・既感染いずれでもみられうる参考所見（腸上皮化生）
腸上皮化生の白色光観察には限界があり，インジゴカルミン撒布やIEEを活用することで視認性は向上する．
前庭部の特異型腸上皮化生以外に，Hp既感染でみられる地図状発赤も腸上皮化生を反映している．

d）腸上皮化生（図8e）

　腸上皮化生は，胃粘膜がHp感染などの慢性炎症により腸型の形質をもつ粘膜に変化した状態で，Hp現感染だけでなく，既感染でもみられる所見である．分化型腺がんの発生

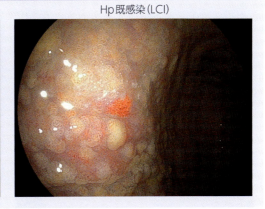

図8e （つづき）
上段：LCIでは，腸上皮化生に一致してラベンダー色粘膜が観察される．
下段：NBI非拡大観察やインジゴカルミン撒布でも腸上皮化生の視認性は向上する．

リスクが高いとされている．前庭部にみられる灰白色扁平隆起（特異型腸上皮化生）や，既感染でみられる地図状発赤は白色光でも観察可能であるが，すべての腸上皮化生を白色光だけで認識するのは困難である．

> **診断のポイント：腸上皮化生**
>
> ☑ **IEEが搭載されている場合は有効活用する**
>   NBI観察でみられる胃粘膜上皮辺縁の青白色の線状反射光light blue crest（LBC）や胃粘膜窩間部の白色透明物質white opaque substance（WOS），LCI観察でみられるラベンダー色粘膜は，いずれも腸上皮化生を反映しており，診断に有用である．

e）鳥肌（図8f）

　胃角部から幽門前庭部にみられる均一な小結節状隆起で，若年者のHp感染に関連した所見である．組織学的にはリンパ濾胞の増生がみられ，内視鏡では小結節状隆起の頂部にわずかに陥凹した白色斑点を認める．

　除菌治療により小結節状隆起の平坦化，白色斑点の消失を認めるが，その変化は緩徐である．特に白色斑点は除菌後数年にわたり観察されることがあり，Hp既感染の診断補助

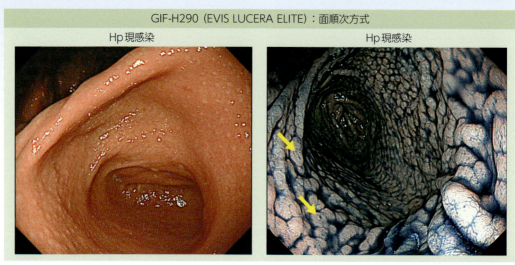
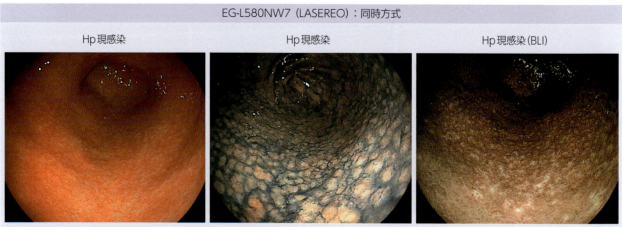

図8f　Hp現・既感染いずれでもみられうる参考所見（鳥肌）
上段：胃角部から幽門前庭部の均一な小結節状隆起の観察には，インジゴカルミン撒布が最も有用である．典型例では敷石状粘膜に加え，小隆起頂部に点状のインジゴカルミン（➡）がみられる．
下段：BLI観察でも白色斑点として視認性は向上する．

になりうる[22]．

🖐 診断のポイント：鳥肌

☑ インジゴカルミン撒布が最も有用である

　インジゴカルミン撒布は粘膜の凹凸観察に最適な方法であり，鳥肌を疑う場合は積極的に実施する．典型例では小結節状隆起が敷石状に観察される．白色斑点を反映して頂部に点状のインジゴカルミンがみられると，より診断しやすくなる．

☑ IEEは白色斑点を明瞭化させる

　NBIおよびBLIなどのIEEでは，白色斑点がより明瞭化し，診断しやすくなる．

☑ 接線方向から観察する

　幽門前庭部を十分に送気した状態で粘膜を正面視すると，小結節状隆起の診断はやや困難になる場合がある．その場合は，空気量をやや減らし，前後壁を接線方向から観察するとよい[23]．

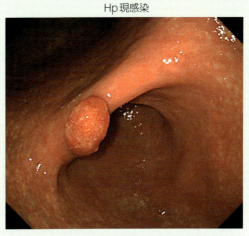

図8g　Hp現・既感染いずれでもみられうる参考所見（腺窩上皮過形成性ポリープ）
発赤調ポリープはいずれの撮像方式の白色光でも認識可能である．胃底腺ポリープとの鑑別は容易である．
下段：過形成性ポリープは除菌治療により消退することもあるが，縮小までにとどまる例（➡）や著変を認めない例もあり，過形成性ポリープの存在のみでHp感染診断することは困難である．

f）腺窩上皮過形成性ポリープ（図8g）

　Hp感染胃炎の背景粘膜をベースに，噴門から幽門のあらゆる部位でみられる発赤調のポリープで，腺窩上皮の過形成性変化は白色光でも認識可能である．胃底腺粘膜にみられる正色調の胃底腺ポリープとは肉眼的特徴が異なり，鑑別は容易である．

> 👉 **診断のポイント：腺窩上皮過形成性ポリープ**
>
> ☑ **過形成性ポリープのみではHp感染診断は鑑別できない**
>
> 　過形成性ポリープは，Hp除菌治療により縮小・消退することが多いが，変化しない場合もある．またHp未感染の食道胃接合部でみられることもあり，本所見単独でHp感染診断することは困難である．自己免疫性胃炎に合併することもある．

g）黄色腫

　すべての胃領域に発生しうる白色〜黄色調の平坦もしくは丈の低い隆起性病変で，組織

学的には脂質を貪食した組織球の集簇である．

> **☝ 診断のポイント：黄色腫**
>
> ☑ 黄色腫はHp現感染・既感染いずれの粘膜にもみられる
>
> 　Hp除菌治療により消退しないため，Hp現感染と既感染の鑑別には用いられない．

5 判断に難渋する非典型例

A. びまん性発赤が軽度の症例

　好中球浸潤が強いHp現感染では，前述のとおり典型的なびまん性発赤が観察される．しかし，組織変化が軽微の場合はびまん性発赤が認識しづらく，Hp感染診断が困難となる場合がある．木村・竹本分類C-2以上の萎縮症例では現感染と既感染との鑑別が(図9a)，またC-1の萎縮症例では現感染と未感染との鑑別が困難な場合がある(図9b)．

　まずは，未感染の特異的所見である正色調でRAC陽性の粘膜であるか，あるいはHp現感染の基本所見である，びまん性発赤陽性の粘膜であるかを判断する．びまん性発赤は，前述のとおり，LCI観察で濃い赤紫色（韓紅色）に強調され認識しやすくなるので有効に活用する．さらに，地図状発赤やその他の参考所見の有無を確認して，最終的に診断を行う．

> **☝ 診断のポイント**
>
> ☑ 胃角部小彎付近を含めた胃底腺領域のRACの判定とびまん性発赤の有無を判断する
>
> ☑ びまん性発赤の消失の有無，地図状発赤の有無を確認する
>
> ☑ レーザー搭載の内視鏡ではLCIを有効活用する

B. 早期の除菌症例

　Hp既感染を診断する内視鏡所見は，びまん性発赤の消失と地図状発赤の顕在化であるが，地図状発赤は必ずしも出現するとは限らず，萎縮の存在にもかかわらずびまん性発赤が消失していることを根拠に診断しなくてはならないこともある．さらに，Hp感染にみられる所見が混在することも診断の助けになる．

　近年，Hp除菌による萎縮や腸上皮化生の改善をみたメタ解析の結果が報告され，除菌により萎縮が改善することが示された[24]．実際に，若年時に除菌された症例などでは萎縮がほぼみられない状態まで改善しているケースに遭遇することもあり，このような場合には既感染と未感染の鑑別は非常に困難になる(図10a, b)．

> **☝ 診断のポイント**
>
> ☑ まず，RACの判定を胃角部小彎で行う
>
> ☑ 地図状発赤やその他の参考所見の有無を確認する

GIF-H260 (EVIS LUCERA ELITE)

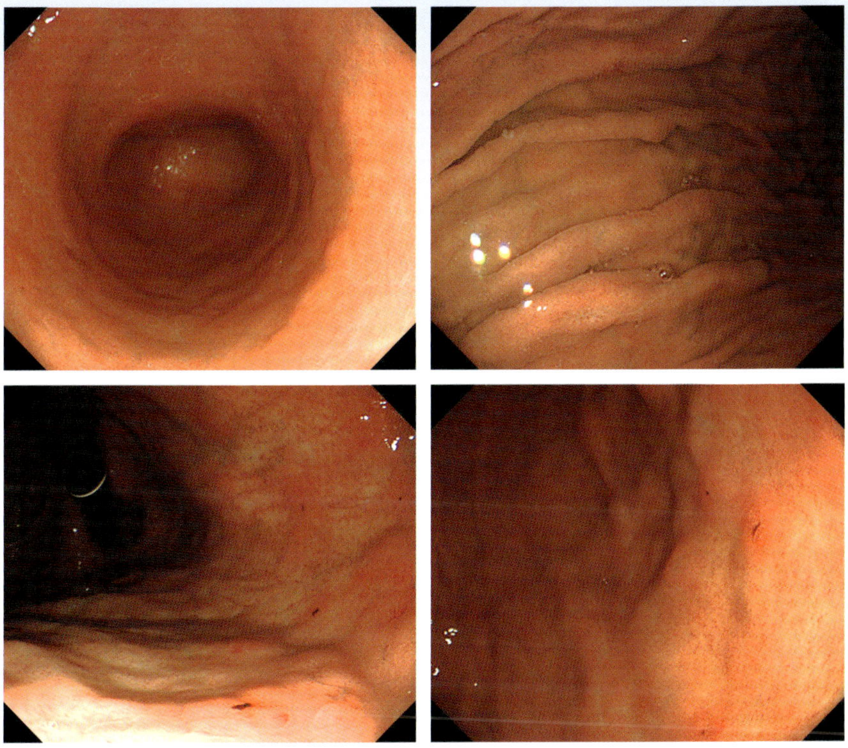

【Hp 感染検査】
UBT　　　7.2‰
Hp 抗体*　18.0 U/mL
鏡検　　　Hp 陽性

【問診情報】
除菌歴なし
PPI 内服なし

【解説】
胃体部後壁にわずかに RAC 様所見ともとれる所見がある一方で，びまん性発赤と粘膜腫脹の有無が判断しづらく，Hp 現感染か既感染か判断に迷う症例であった．

*血清 Hp 抗体検査（E プレート'栄研' H. ピロリ抗体Ⅱ）

図9a　Hp既感染との鑑別が困難であったHp現感染症例

EG-580NW（LASEREO）

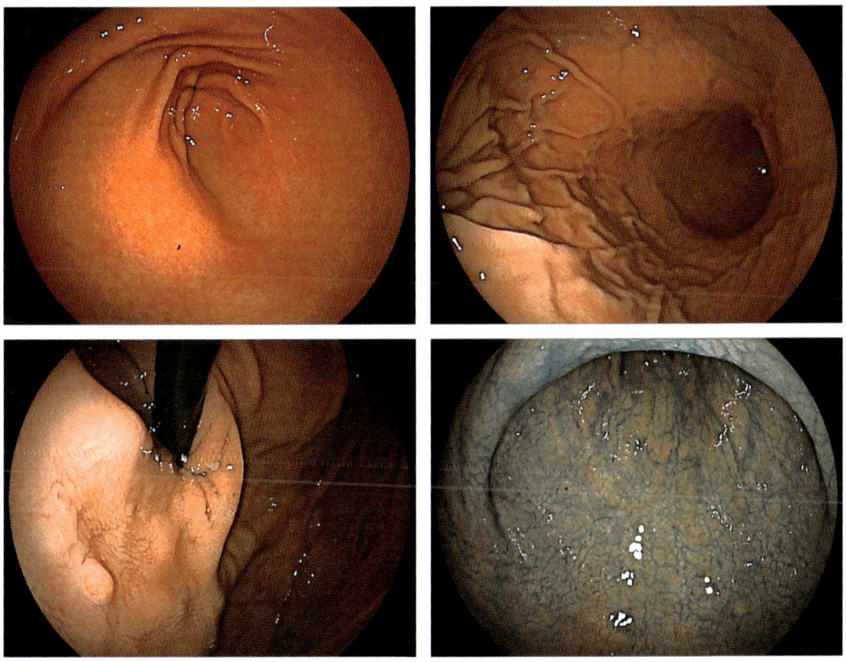

【Hp 感染検査】
Hp 抗体*　24.1 U/mL

【問診情報】
除菌歴なし

【解説】
前庭部にわずかな萎縮を認めインジゴカルミン撒布で胃小区がやや目立つ印象もあったが，びまん性発赤が認識されず，胃体上部後壁に FGP 様所見を認めたため，内視鏡上は未感染もしくは既感染の可能性も考えられたが，血清抗体は陽性であった．

本例のように軽度の粘膜腫脹のみで判断しなくてはならない場合もある．

*血清 Hp 抗体検査（E プレート'栄研' H. ピロリ抗体Ⅱ）

図9b　Hp未・既感染との鑑別が困難であったHp現感染症例

C. 特殊な症例

1）自己免疫性胃炎

　自己免疫性胃炎はStricklandらによって報告された慢性胃炎の分類のうち，A型胃炎を

GIF-HQ290 (EVIS LUCERA ELITE)

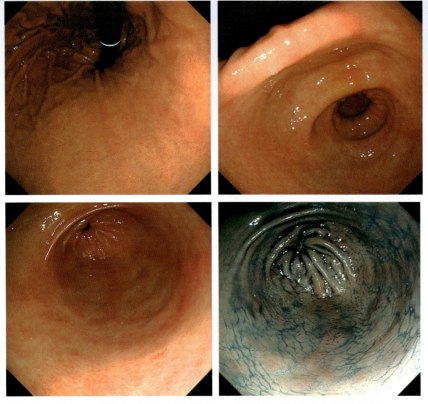

【Hp 感染検査】
Hp 抗体*　6.2 U/mL
生検未施行

【問診情報】
除菌歴不明

【解説】
萎縮は胃角部小彎にみられず，前庭部のごく一部に限定されているが，インジゴカルミン撒布にて胃小区像がP0でない領域が観察されており，Hp 既感染を疑う症例であった．

*血清Hp 抗体検査（Eプレート'栄研'H. ピロリ抗体Ⅱ）

図10a　Hp未感染との鑑別が困難であるがHp既感染を疑う症例

GIF-H190N (EVIS EXERA Ⅲ)

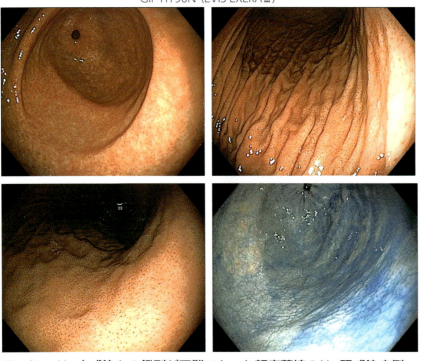

【Hp 感染検査】
除菌後UBT　陰性

【問診情報】
11年前に除菌成功

【解説】
前庭部に限局した萎縮性変化が疑われるものの，体下部小彎にRACがみられることや，インジゴカルミン撒布では胃小区像はP0であり，Hp未感染との鑑別は困難であった．

図10b　Hp未感染との鑑別が困難であった軽度萎縮のHp既感染症例

指しており，その内視鏡像は，胃底腺領域の萎縮を主体として，幽門腺領域の粘膜は保たれていることが多い．前庭部の萎縮を主体として次第に胃体部に萎縮が拡大していくHp

感染胃炎（B型胃炎）とはきわめて対照的であるため，逆萎縮と形容される．自己免疫性胃炎は，自己抗体として抗壁細胞抗体，抗内因子抗体などが出現することが知られているが，動物モデルからは，病態の発症において自己抗体は必須ではなく，胃壁細胞のH$^+$, K$^+$-ATPase（プロトンポンプ）に特異的な自己反応性T細胞であるCD4$^+$T細胞が必須であることが明らかとなっている．実際に，病理学的にも単核球浸潤が主体の慢性炎症の所見を示すが，Hp感染時にみられる好中球浸潤がみられないので，慢性非活動性胃炎の範疇に分類される．

　内視鏡所見では，初期の自己免疫性胃炎は萎縮性変化に乏しいが，胃体部の萎縮に加え，過形成性ポリープが出現することもある．また，胃体部ではさまざまな形態の残存胃底腺粘膜が観察されることがある．胃体部の萎縮が高度になると，胃酸分泌の低下により，幽門前庭部に存在するG細胞からガストリン分泌が亢進し，enterochromaffin-like（ECL）細胞の過形成が起こり，神経内分泌腫瘍（NET）が発生する．自己免疫性胃炎に合併するNETはRindi Ⅰ型に分類される．

> **診断のポイント：自己免疫性胃炎**
> - 胃体部優位萎縮（逆萎縮）を見たら，自己免疫性胃炎を疑う
> - 多発する過形成性ポリープや孤立性でも大きな過形成性ポリープを見たら，自己免疫性胃炎の可能性も考慮する
> - NETや胃がんの合併に留意する

2）PPI内服症例

a）敷石様変化，胃粘膜亀裂

　敷石様変化とは，胃底腺領域の比較的広い範囲に分布する敷石を思わせる多数の扁平な隆起を呈する所見であり，胃粘膜亀裂とは，やはり胃底腺領域の粘膜にひび割れ様の線状溝によって亀裂が入ったように見える所見をいう．Hp感染が確認されない，あるいは萎縮の程度が軽度である場合のPPI服用者に多くみられる所見である．いずれも，胃底腺の腺管拡張やいわゆるparietal cell protrusionを反映した所見であるが，これらの変化は，胃粘膜亀裂より敷石様変化のほうがより強いとされている．

b）胃底腺ポリープ

　胃底腺ポリープがPPIの投与により発生することは1992年にGrahamが初めて報告して以来，多数報告されている．わが国においても，Hongoらが27施設で行った前向き試験において，191例にPPI長期投与を行い，26例（13.6％）に胃底腺ポリープが新たに認められたと報告している[25]．また，PPI投与によって，胃底腺ポリープが増加したり，既存の胃底腺ポリープが水腫様に腫大することがある．

c）多発白色扁平隆起

　川口らが2007年に最初に報告した病変で，穹窿部から胃体上部に多発する白色の扁平隆起で，約80％にPPIの内服歴がある．組織学的には，胃底腺の腺窩上皮の過形成である．

> **診断のポイント：PPI関連胃症**
> ☑ 敷石様変化，胃粘膜亀裂，胃底腺ポリープの新たな出現・増加・水腫様腫大，多発白色扁平隆起を見たら，PPI投与を疑う

3）non-*Helicobacter pylori* Helicobacter（NHPH）感染性胃炎[26]

　NHPHのうちの代表的なハイルマニイ菌（*H.heilmanii*）は，らせん菌の1つで，人獣共通感染症であり，イヌ，ネコなどのペットおよびブタが自然宿主と考えられている．ヒトに感染するハイルマニイ菌はウレアーゼ活性は弱陽性か陰性であることが多く，診断は，生検材料の鏡検で，Hpより大型で長い，強くらせんを巻く菌を証明する．炎症細胞浸潤が乏しい場合もあり，存在部位もHpとは異なるので注意深い観察が必要である．病理医との関係を密にする必要がある．菌種の同定は特異的なプライマーを用いたPCR法を専門機関に依頼する．2015年から開始された全国調査によると，Hp陰性の鳥肌，慢性胃炎，胃MALTリンパ腫，胃潰瘍の国内25施設33症例において，実に20症例（61％）にハイルマニイ菌の感染が確認された．内視鏡所見は，前庭部から胃角小彎・胃体下部にかけて鳥肌，霜降り様びらん，点状・斑状の発赤などの所見がみられる．胃体中～上部は萎縮性変化が乏しくRACを伴うことが多い．

> **診断のポイント：NHPH感染性胃炎**
> ☑ 従来のHp感染胃炎の未・現・既感染の内視鏡像と矛盾を感じたら，積極的にハイルマニイ菌感染を疑うことが必要である

（宮原広典・吉村理江）

文献

1) Fukase K, et al. Effect of eradication of *Helicobacter pylori* on incidence of metachronous gastric carcinoma after endoscopic resection of early gastric cancer : an open-label, randomized controlled trial. Lancet 2008 ; 372(9636) : 392-7.
2) 鎌田智有. 胃炎の内視鏡所見：総論. 胃炎の京都分類, 春間賢監, 加藤元嗣ほか編, 日本メディカルセンター, 2014, 25-9.
3) 小野尚子. 色素内視鏡, 画像強調内視鏡, 拡大内視鏡のエッセンス：BLI, LCI. 上部消化管内視鏡スクリーニング検査マニュアル, 日本消化器内視鏡学会監, 医学図書出版, 2017, 128-34.
4) 小野尚子, 加藤元嗣. Linked Color Imaging（LCI）による腸上皮化生の内視鏡診断. Gastroenterol Endosc 2017 ; 59(4) : 465-74.
5) Uedo N, et al. A new method of diagnosing gastric intestinal metaplasia : narrow-band imaging with magnifying endoscopy. Endoscopy 2006 ; 38(8) : 819-24.
6) Yao K, et al. Nature of white opaque substance in gastric epithelial neoplasia as visualized by magnifying endoscopy with narrow-band imaging. Dig Endosc 2012 ; 24(6) : 419-25.
7) 八木一芳ほか. *Helicobacter pylori*陰性・正常胃粘膜内視鏡像の検討. Gastroenterol Endosc 2000 ; 42(10) : 1977-87.
8) Yagi K, et al. Characteristic endoscopic and magnified endoscopic findings in the normal stomach without *Helicobacter pylori* infection. J Gastroenterol Hepatol 2002 ; 17(1) : 39-45.
9) 八木一芳. RAC. 胃と腸 2012 ; 47(5) : 692.
10) 斉藤満. 胃粘膜防御機構に関する内視鏡学的研究―その2胃粘膜発赤について―. Gastroenterol Endosc 1985 ; 27(12) : 2707-15.
11) Kato T, et al. Diagnosis of *Helicobacter pylori* infection in gastric mucosa by endoscopic features : a multicenter prospective study. Dig Endosc 2013 ; 25(5) : 508-18.
12) 寺尾秀一ほか. *H. Pylori*除菌後10年以上観察例における*H. Pylori*胃炎除菌後内視鏡像の検討および除菌直後と10年以上経過時点でのNBI拡大像の比較. 消化器内科 2013 ; 57(2) : 111-8.
13) 寺尾秀一, 鈴木志保. HP胃炎の基本所見であるびまん性発赤はなぜ共有されにくいのか―画像強調が*H. pylori*胃炎診断に与える影響―. 第20回日本ヘリコバクター学会学術集会抄録集, 日本ヘリコバクター学会, 2014, 87.
14) 加藤隆弘. 各論：粘膜腫脹. 胃炎の京都分類, 春間賢監, 加藤元嗣ほか, 編, 日本メディカルセンター, 2014, 46-8.
15) Nagata N, et al. Predictability of Gastric Intestinal Metaplasia by Mottled Patchy Erythema Seen on Endoscopy. Gastroenterology Res 2011 ; 4(5) : 203-9.
16) 名和田義高ほか. HP除菌後胃癌の内視鏡診断における問題点 色調逆転現象と除菌後発見胃癌の臨床病理学的特徴. Gastroenterol Endosc 2017 ; 59 Suppl 1 : 862.
17) Nishibayashi H, et al. *Helicobacter pylori*-induced enlarged-fold gastritis is associated with increased mutagenicity of gastric juice, increased oxidative DNA damage, and an

increased risk of gastric carcinoma. J Gastroenterol Hepatol 2003 ; 18(12) : 1384-91.
18) 野村幸世ほか. 胃粘膜の炎症とその活動性に関する内視鏡診断. Gastroenterol Endosc 2014 ; 56(11) : 3827-37.
19) Kimura K, Takemoto T. An endoscopic recognition of the atrophic border and its significance in chronic gastritis. Endoscopy 1969 ; 1(3) : 87-96.
20) 中島滋美ほか. 組織学的胃炎のtopographyと内視鏡所見. Helicobacter Research 2009 ; 13(2) : 74-81.
21) Saka A, et al. OLGA- and OLGIM-based staging of gastritis using narrow-band imaging magnifying endoscopy. Dig Endosc 2015 ; 27(7) : 735-41.
22) 蔵原晃一ほか. Helicobacter pylori除菌後胃粘膜の内視鏡的変化— Helicobacter pylori除菌後の鳥肌状胃粘膜の変化. Helicobacter Research 2015 ; 19(4) : 367-72.
23) 末廣満彦ほか.「胃炎の京都分類」を日常診療でいかに使うか— Helicobacter pylori感染症の現況と今後をふまえ— Part2 まず, 胃炎の京都分類に出てくる重要な所見を理解しよう！ 胃炎の京都分類の代表的所見 4. 鳥肌. Helicobacter Research 2016 ; 20(4) : 338-9.
24) Kong YJ, et al. Histological changes of gastric mucosa after Helicobacter pylori eradication : a systematic review and meta-analysis. World J Gastroenterol 2014 ; 20(19) : 5903-11.
25) Hongo M, Fujimoto K. Incidence and risk factor of fundic gland polyp and hyperplastic polyp in long-term proton pump inhibitor therapy : a prospective study in Japan. J Gastroenterol 2010 ; 45(6) : 618-24.
26) Shiratori S, et al. Two Cases of Chronic Gastritis with non-Helicobacter pylori Helicobacter Infection. Internal Medicine 2016 ; 55(14) : 1865-9.

2章
症例提示

1. Hp関連の胃炎

Case 01　40歳代 男性

背景粘膜診断を行いピロリ菌感染状態を診断してみましょう．

Question 本症例は以下のいずれでしょうか．

① Hp未感染（正常胃）

② Hp現感染（慢性活動性胃炎）

③ Hp既感染（慢性非活動性胃炎）

画像1
（背臥位正面像）

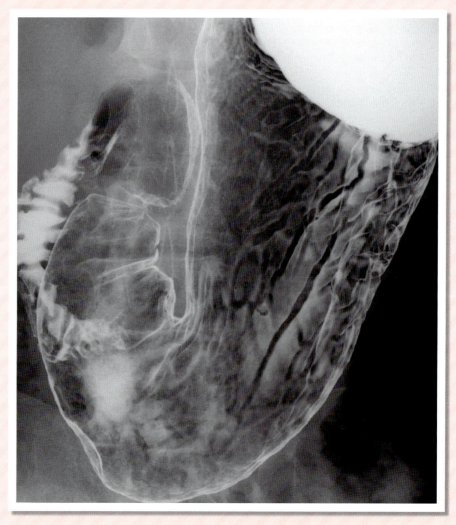

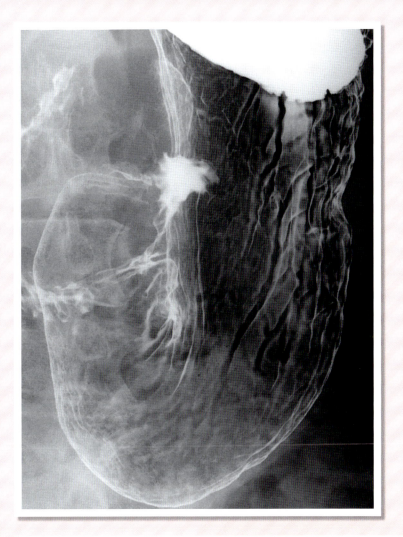

画像 2
（背臥位第一斜位像）

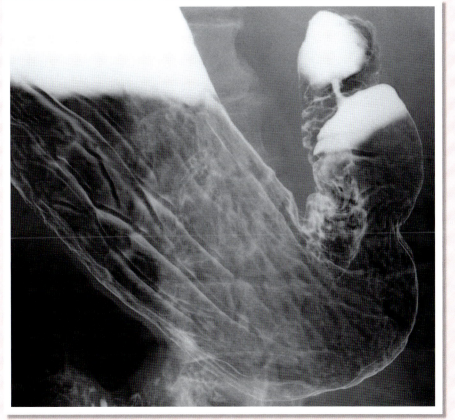

画像 3
（腹臥位正面像）

解答・解説は次のページ

Case 01 40歳代 男性

Answer ①Hp未感染（正常胃）

解 説

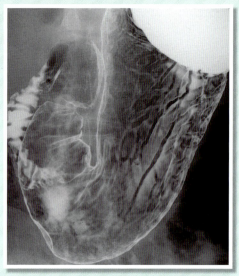

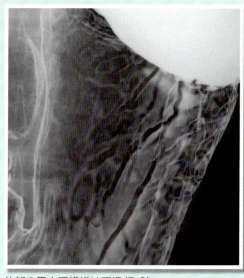

1. 胃粘膜表面像（胃小区）：体部の胃小区模様は平滑（B-0）.
2. ひだの分布：小彎側や前庭部までひだが観察できる．4区域にひだが存在する．
3. ひだの性状：正常型．

体部の胃小区模様は平滑（B-0）.

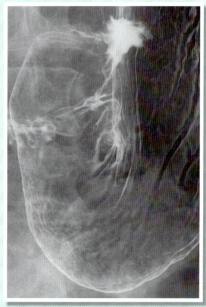

前庭部にも明らかな胃小区模様が観察できない（A-0）.

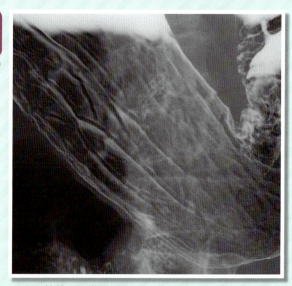

ひだの性状も正常型で6Sすべてが当てはまる．

内視鏡像

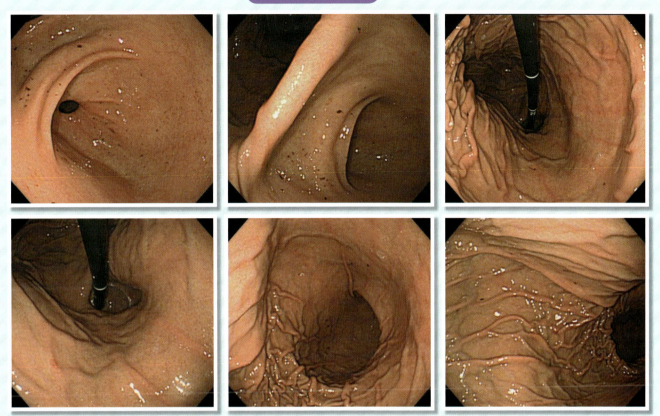

内視鏡写真でも，前庭部まで萎縮は認めず，胃角のRACが陽性で，光沢のある凹凸のない胃粘膜が観察される．稜線状発赤やヘマチンの付着を認めるが，びまん性発赤や粘膜腫脹はみられない．ひだも細く直線状に走行している．

血液検査

検査項目		結果	判定	総合判定
Hp 抗体		3.0 U/mL 未満	(＋)・(－)	Ⓐ・B・C・D
PG	PG Ⅰ	64.4 ng/mL	(＋)・(－)	
	PG Ⅱ	9.5 ng/mL		
	PG Ⅰ/Ⅱ	6.8		

Hp抗体3.0 U/mL未満で，PGの値も正常として矛盾しない．画像を総合して判断すると，未感染例と考えられる．

POINT

- 胃小区，ひだの分布，性状から，一目で典型的未感染胃であることがわかる．

（青木利佳）

1. Hp関連の胃炎

Case 02　50歳代 女性

背景粘膜診断を行いピロリ菌感染状態を診断してみましょう．

Question 本症例は以下のいずれでしょうか．

① Hp未感染（正常胃）

② Hp現感染（慢性活動性胃炎）

③ Hp既感染（慢性非活動性胃炎）

画像1
（背臥位正面像）

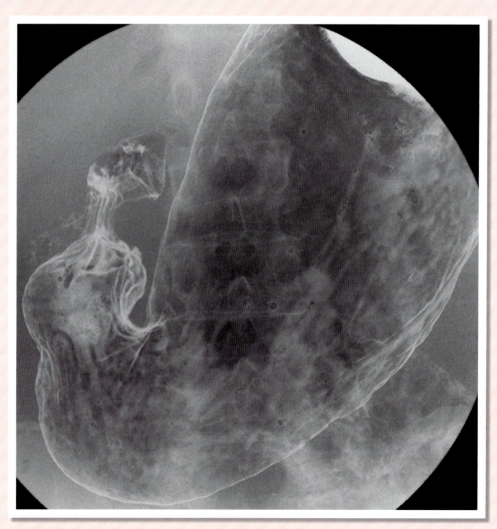

画像 2
（背臥位
第一斜位像）

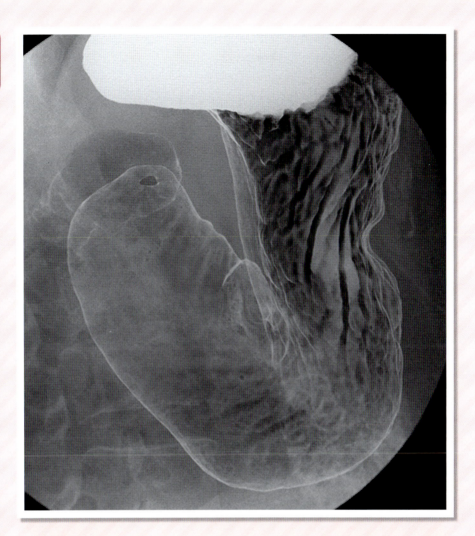

画像 3
（腹臥位正面像）

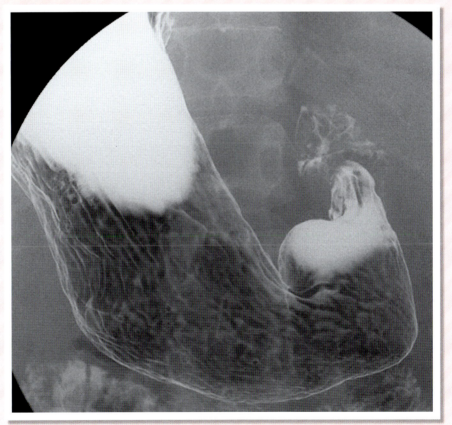

解答・解説は次のページ

Case 02 50歳代 女性

Answer ①Hp未感染（正常胃）

解 説

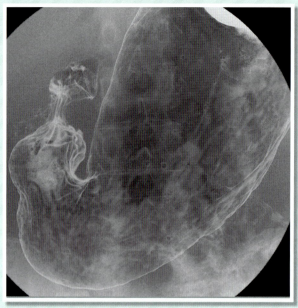

画像1

1. 胃粘膜表面像（胃小区）：体部の胃小区模様は平滑（B-0）．
2. ひだの分布：小彎側や前庭部までひだが観察できるが体部のひだが全体に少ないように見える．過伸展では体部のひだの観察が困難になることが多く，高度萎縮と間違わないようにしたい．
3. ひだの性状：正常型．

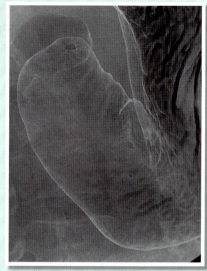

画像2（前庭部拡大）

造影効果良好な画像であるにもかかわらず，前庭部にも明らかな胃小区模様が観察できない（A-0）．

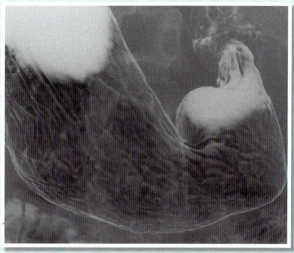

画像3（拡大）

胃壁の伸展度合いが若干下がると体部にもひだが生じてくる．個々のひだの性状も正常型で6Sすべてが当てはまる．分布も4区域すべてに観察される．ひだ所見を評価するためには胃壁の伸展度合いにも注意を払う必要がある．

内視鏡像

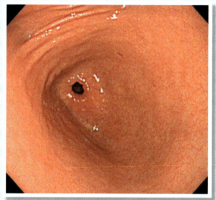
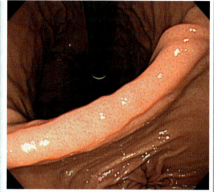
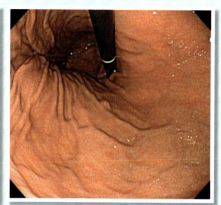
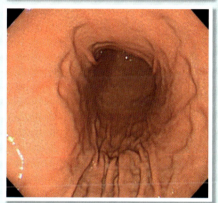
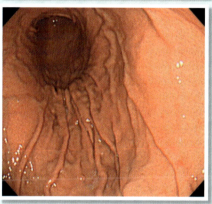

内視鏡写真でも，胃角小彎のRACは陽性で，前庭部にも萎縮を認めない．体部にびまん性発赤や粘膜腫脹の所見はなく，ひだも細く平滑で直線的に走っている．

血液検査

検査項目		結果	判定	総合判定
Hp抗体		3.0 U/mL 未満	（＋）・Ⓘ	Ⓐ・B・C・D
PG	PG Ⅰ	47.9 ng/mL	（＋）・Ⓘ	
	PG Ⅱ	10.5 ng/mL		
	PG Ⅰ/Ⅱ	4.6		

未感染例のHp抗体価は3.0 U/mL未満である．PGの値も正常として矛盾しないが，既感染の可能性は排除できない．画像を総合して判断すると，未感染例と考えられる．

POINT

- 胃の大きさによって，空気量が多く過伸展気味になるとひだが少ないように見えるときがある．
- 複数の写真，胃壁伸展の程度，胃小区の所見を総合的に判定していくことが重要である．

（青木利佳）

1. Hp関連の胃炎

Case 03　40歳代 男性

背景粘膜診断を行いピロリ菌感染状態を診断してみましょう.

Question 本症例は以下のいずれでしょうか.

① Hp未感染（正常胃）

② Hp現感染（慢性活動性胃炎）

③ Hp既感染（慢性非活動性胃炎）

画像1
（背臥位正面像）

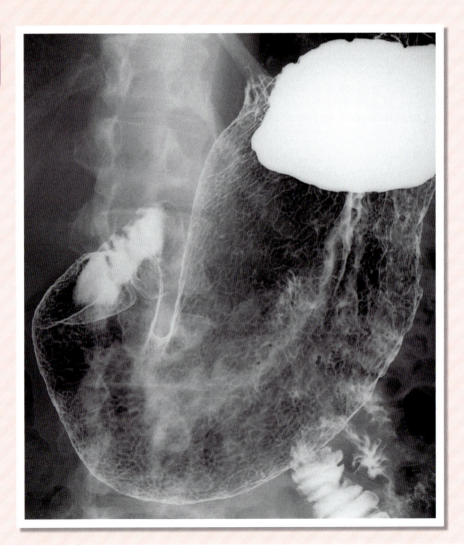

画像 2
（背臥位
第一斜位像）

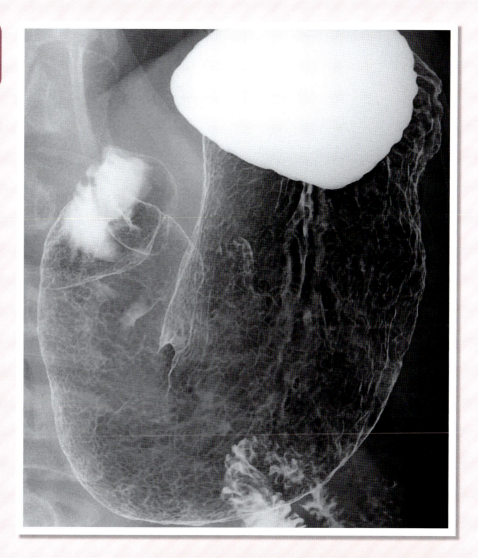

画像 3
（腹臥位正面像）

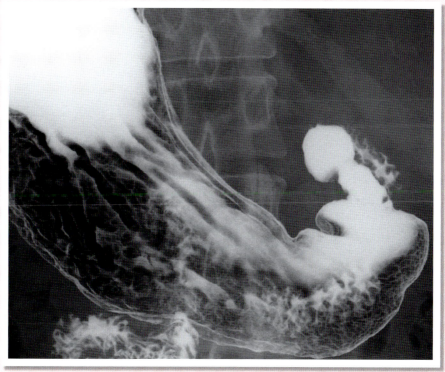

解答・解説は次のページ

Case 03 40歳代 男性

Answer ②Hp現感染（慢性活動性胃炎）

解説

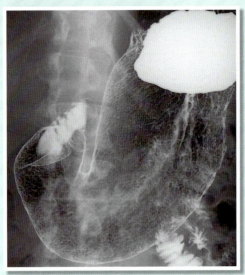

1. 胃粘膜表面像（胃小区）：やや大きめの胃小区がはっきり描出されており，胃小区間溝にバリウムがたまっている像である．粘膜腫脹を反映している．
2. ひだの分布：大彎側の1〜2区域．本例は1区域か2区域か判断に迷うが，その場合は他の要素と合わせ総合的に判定することも必要．
3. ひだの性状：過伸展気味でひだの性状の観察が難しいが，明らかな異常型．

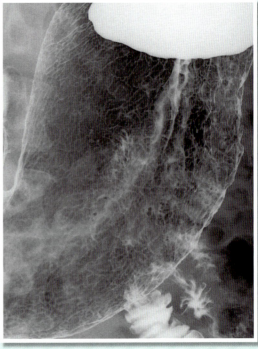

体部の胃小区像はB-1b．

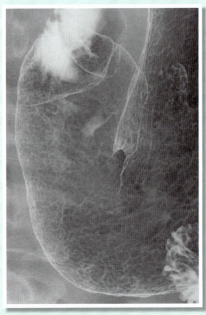

前庭部の胃小区像はA-2．

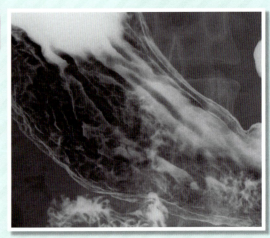

体部のひだの太さは不規則で，一番太いひだは5mmを超えている．

内視鏡像

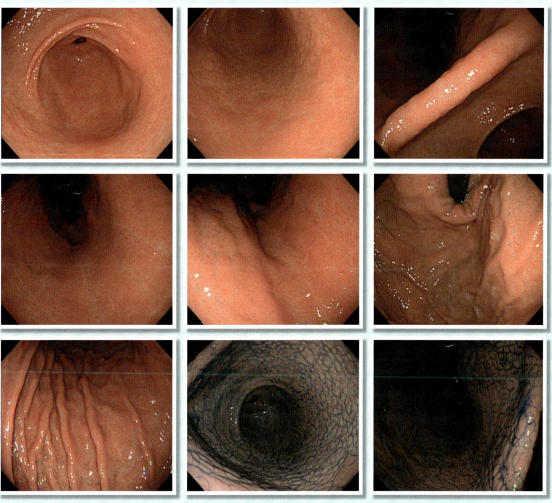

内視鏡写真でも，RACの消失，びまん性発赤，粘膜腫脹を認め，慢性活動性胃炎である．萎縮判定は，木村・竹本分類の適応が難しい症例であるが，closed typeと考えられる．ひだは極端に太くはないが腫大していて滑らかではない．色素散布にてX線と同様の胃小区模様（胃小区レベルの粘膜腫脹：胃小区浮腫）が描出される．

血液検査

検査項目		結果	判定	総合判定
Hp抗体		21.4 U/mL	(＋)・(－)	A・B・C・D
PG	PG Ⅰ	53.1 ng/mL	(＋)・(－)	
	PG Ⅱ	10 ng/mL		
	PG Ⅰ/Ⅱ	5.3		

Hp抗体は21.4 U/mLと高く，現感染を示している．一方，このPGの値のみでは，未感染・既感染例との区別はできないが，Hp現感染であるなら萎縮がそれほど進んでいないことを示唆している．

POINT

- 胃X線でも内視鏡でも腫大した胃小区模様と異常型のひだがはっきりと描出されており，Hp現感染の慢性活動性胃炎である．しかし，胃小区模様が比較的保たれており，萎縮の程度は中等度で，それほど進んでいない．

（青木利佳）

1. Hp関連の胃炎

Case 04　50歳代 男性

背景粘膜診断を行いピロリ菌感染状態を診断してみましょう．

Question 本症例は以下のいずれでしょうか．

① Hp未感染（正常胃）

② Hp現感染（慢性活動性胃炎）

③ Hp既感染（慢性非活動性胃炎）

画像1
（背臥位正面像）

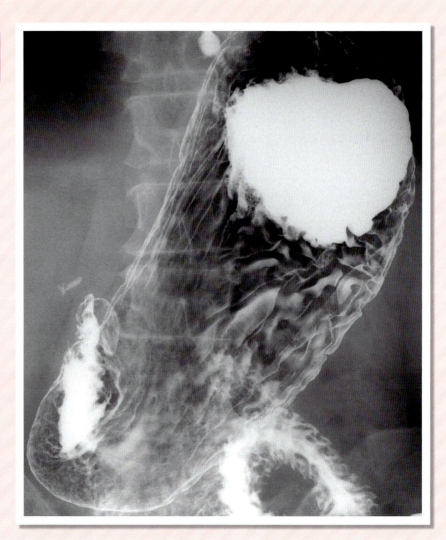

画像 2
（背臥位 第一斜位像）

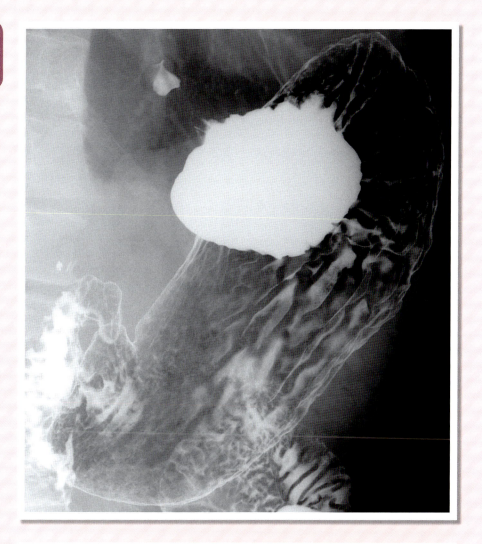

画像 3
（腹臥位正面像）

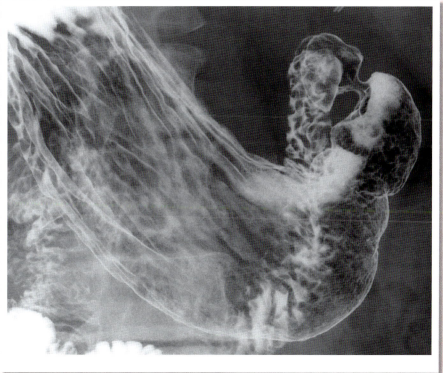

解答・解説は次のページ

Case 04 50歳代 男性

Answer ②Hp現感染（慢性活動性胃炎）

解　説

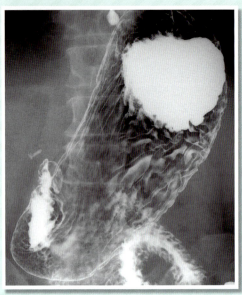

画像1

1. 胃粘膜表面像（胃小区）：粗い．
2. ひだの分布：大彎側の3区域に分布している．軽度萎縮型といえる．
3. ひだの性状：太さは4.5 mmだが丈がやや高い．

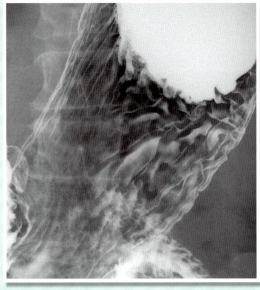

画像1（体部拡大）

体部の非萎縮領域には，はっきりした胃小区像はみられない．

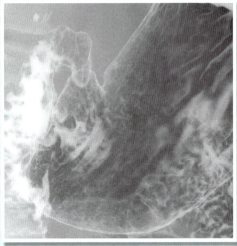

画像2（体部拡大）

体部の萎縮領域の胃小区像はB-1aである．また，十二指腸球部変形を認める．

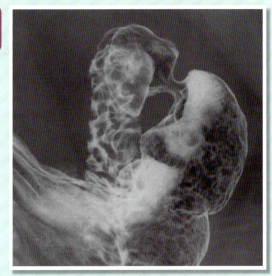

画像3（前庭部拡大）

前庭部の胃小区像はA-3aで現感染を強く疑う．

内視鏡像

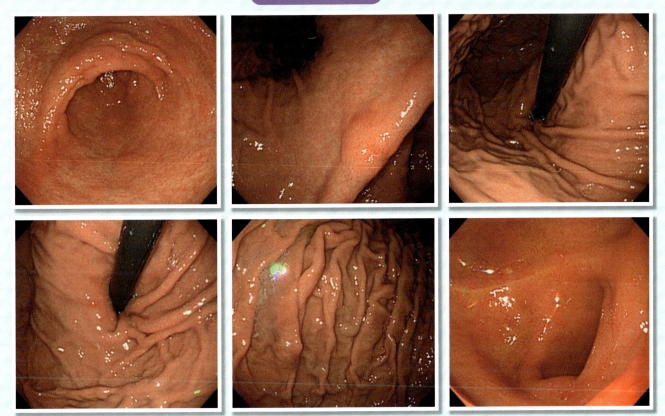

内視鏡写真では胃角のRACは消失し，小さいびらんを認める．萎縮はC-2で軽度であり，体部には軽度のびまん性発赤を認めるが，ひだの強い腫大はない．十二指腸球部に潰瘍瘢痕を認める．

血液検査

検査項目		結果	判定	総合判定
Hp抗体		24.9 U/mL	(+)・(−)	A・B・C・D
PG	PG Ⅰ	69 ng/mL	(+)・(−)	
	PG Ⅱ	24.7 ng/mL		
	PG Ⅰ/Ⅱ	2.8		

Hp抗体は24.9 U/mLと高く，現感染を疑う．また，PGについてはPG Ⅱの値が高いことと，これに伴いPG Ⅰ/Ⅱ比が低下していることに注目すべきで，活動的な胃炎がうかがわれる．

POINT

- 十二指腸潰瘍のあるような前庭部胃炎の場合，体部の炎症が弱く体部のみの観察ではHp感染診断が難しい場合がある．
- 前庭部の胃小区模様も観察する必要がある．

（青木利佳）

1. Hp関連の胃炎

Case 05　30歳代 女性

背景粘膜診断を行いピロリ菌感染状態を診断してみましょう.

Question 1 本症例の所見は？

Question 2 本症例は以下のいずれでしょうか.

① Hp未感染（正常胃）

② Hp現感染（慢性活動性胃炎）

③ Hp既感染（慢性非活動性胃炎）

画像1
（背臥位正面像）

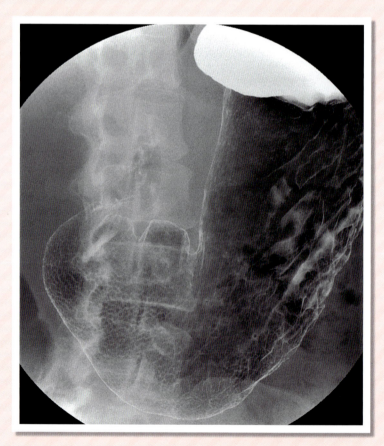

画像 2
（腹臥位正面像）

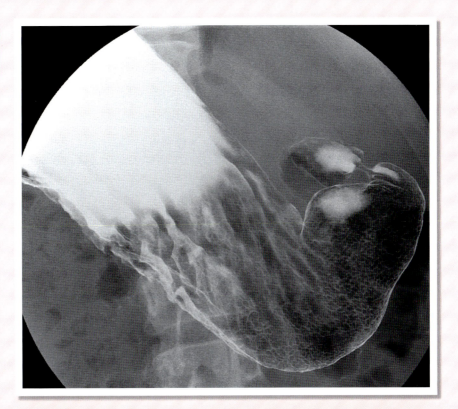

画像 3
（背臥位
第一斜位像）

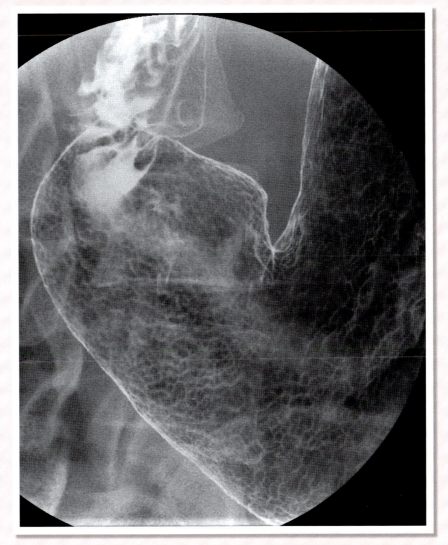

解答・解説は次のページ

Case 05　30歳代 女性

Answer 1　鳥肌胃炎

Answer 2　②Hp現感染（慢性活動性胃炎）

解 説

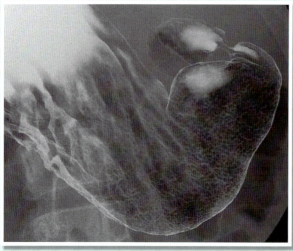

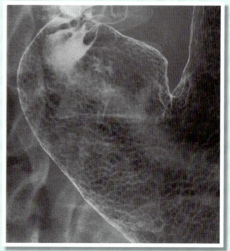

胃体下部から前庭部の胃粘膜像は大きさのそろった小顆粒状隆起が密集して認められる．鳥肌状胃粘膜を示唆する．

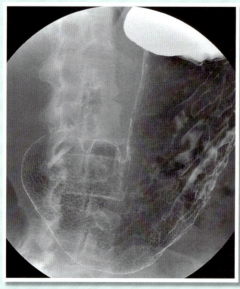

ひだの性状：異常型．

鳥肌状粘膜より採取した生検組織像

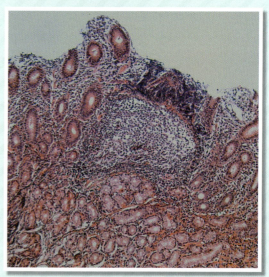

リンパ濾胞の腫大と高度な炎症細胞浸潤を認める．

内視鏡像

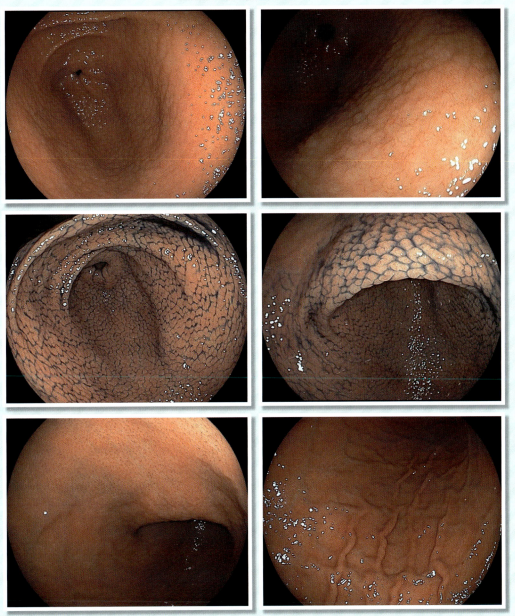

内視鏡写真では，胃体下部から前庭部に均一な小顆粒状隆起が密集して認められ，鳥肌胃炎の所見である．胃体部のひだは屈曲・蛇行して走行している．内視鏡像ではX線像と比べて空気量が多くなるため，胃壁が伸展されひだ腫大の程度は軽く観察される．

迅速ウレアーゼテスト：陽性

POINT

- 胃粘膜像は均一な小顆粒状隆起が密集し鳥肌胃炎を示唆する像である．
- 胃体部のひだは太く，辺縁不整で屈曲・蛇行して走行しており，Hp現感染を示唆する．内視鏡検査で胃体下部〜前庭部に鳥肌様胃粘膜を認め，生検組織像も鳥肌胃炎の所見に矛盾しない．

(赤羽たけみ)

1. Hp関連の胃炎

Case 06　50歳代 女性

背景粘膜診断を行いピロリ菌感染状態を診断してみましょう．

Question 本症例は以下のいずれでしょうか．

- ① Hp未感染（正常胃）
- ② Hp現感染（慢性活動性胃炎）
- ③ Hp既感染（慢性非活動性胃炎）

画像1
（背臥位正面像）

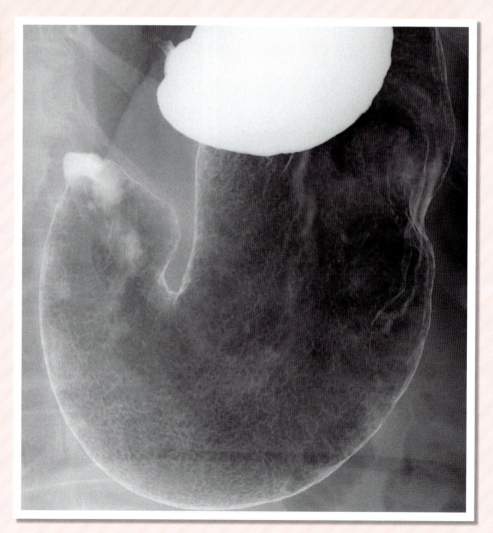

画像 2
（背臥位 第一斜位像）

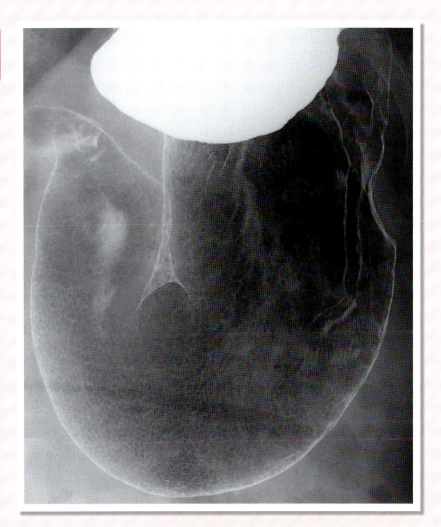

画像 3
（腹臥位正面像）

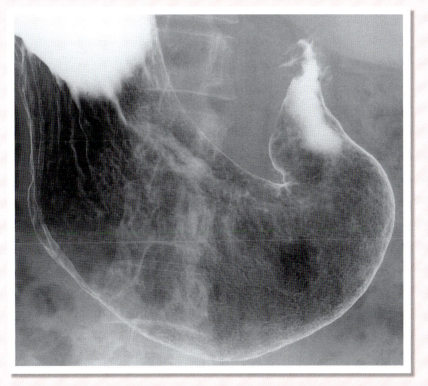

解答・解説は次のページ》

Case 06 50歳代 女性

Answer　②Hp現感染（慢性活動性胃炎）

解　説

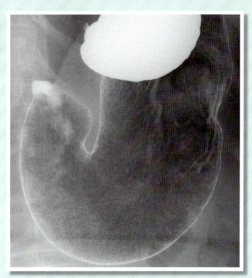

1. 胃粘膜表面像（胃小区）：微小な顆粒状胃小区像をびまん性に認める．
2. ひだの分布：大彎側の0～2区域にのみ分布している．中等度～高度萎縮型といえる．
3. ひだの性状：ほとんど消失しているが，わずかに残存しているひだは太く丈が高く，辺縁は不整である．

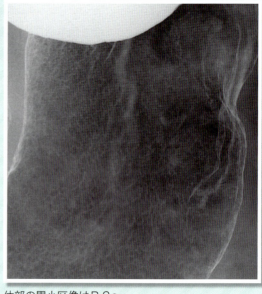

体部の胃小区像はB-3a．

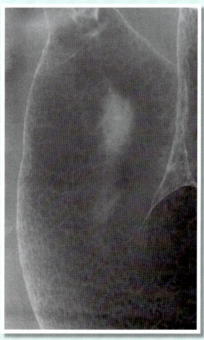

前庭部の胃小区像はA-2．

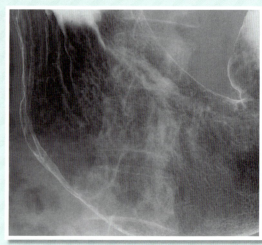

体部ひだの幅は太く不整．
F-line幽門側の粘膜模様は粗く，胃小区像は微小な顆粒状で大小不同が目立つ（B-3a）．

内視鏡像

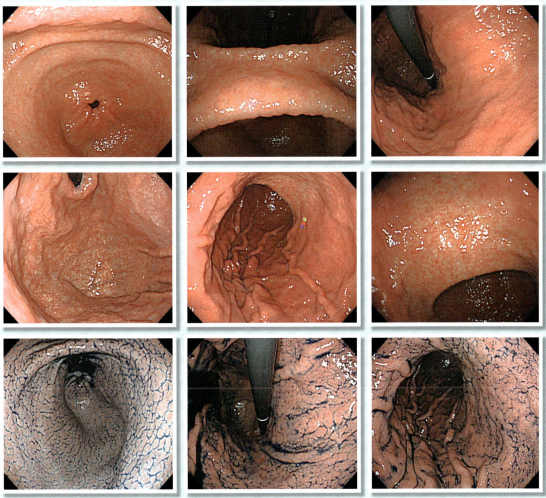

内視鏡写真でも，RACの消失，びまん性発赤，粘膜腫脹（前庭部は胃小区浮腫），ひだの腫大，粘液付着を認め，典型的な慢性活動性胃炎である．萎縮判定は，木村・竹本分類C-3．

血液検査

検査項目		結果	判定	総合判定
Hp抗体		88.8 U/mL	（+）・（−）	A・B・C・D
PG	PG Ⅰ	139.2 ng/mL	（+）・（−）	
	PG Ⅱ	96.4 ng/mL		
	PG Ⅰ/Ⅱ	1.4		

Hp抗体の値が88.8 U/mLで現感染である．PG Ⅰ，Ⅱ値がともに139.2 ng/mL，96.4 ng/mLと異常に高いことから，胃粘膜の炎症が強いことが推測され，画像所見とも一致する．なお，B群をB-1群（PG Ⅱ＜30 ng/mL）とB-2群（PG Ⅱ≧30 ng/mL）に細分類すると，PG Ⅱの高いB-2群は胃がんリスクが高いと考えられている．未分化型胃がんを認める場合もあり，丁寧な画像診断が必要である．

POINT

- ひだ腫大を認め，一目でHp現感染とわかる．このような巨大なひだを有する症例は，ひだの間に粘液付着が強く，十分な体位変換を行ったとしても，ひだを分離したり粘液を完全に洗い流すことができない．胃がんのリスクも高いといわれており注意が必要である．

X線像(除菌前後)

除菌前
(背臥位正面像)

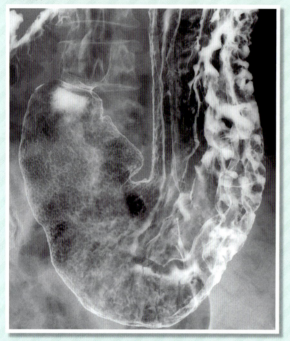

除菌2年後
(背臥位正面像)

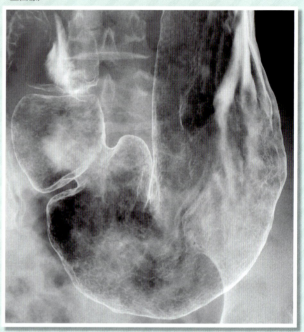

除菌前
(腹臥位正面像)

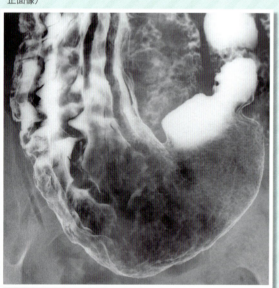

除菌2年後
(腹臥位正面像)

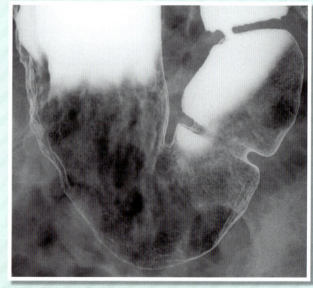

除菌後,ひだの腫大・蛇行が改善して細くなり,粘液(滲出液)が減少することにより胃粘膜表面へのバリウムの付着ムラが減少する.粘膜腫脹が改善するため,体部の胃小区模様は不明瞭化し,前庭部の胃小区模様は見えるが,微細化している.

内視鏡像（除菌3年後）

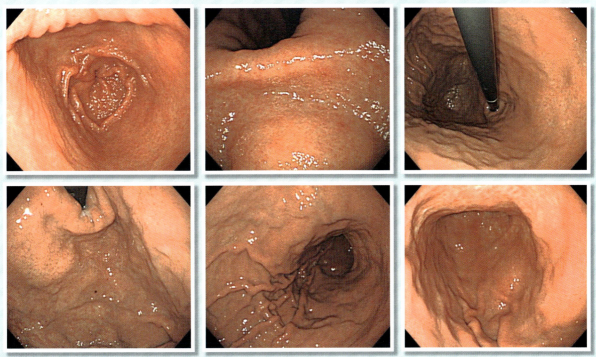

除菌後は，びまん性発赤や粘液付着が消失している．粘膜腫脹も認められない．
穹窿部には，白色扁平隆起が出現している．

血液検査（除菌前後）

検査項目		除菌前	除菌2年後
Hp抗体		88.8 U/mL	6.5 U/mL
PG	PG Ⅰ	139.2 ng/mL	45.0 ng/mL
	PG Ⅱ	96.4 ng/mL	10.8 ng/mL
	PG Ⅰ/Ⅱ	1.4	4.2

血清Hp抗体は10 U/mL以下となり陰性化している．PG Ⅰ，PG Ⅱともに著明に減少し，特に胃炎の活動性を示唆するPG Ⅱが大きく低下したことで，PG Ⅰ/Ⅱ比は上昇する．PG値の変化においても除菌が成功していることが読み取れる．

（青木利佳）

1. Hp関連の胃炎

Case 09　70歳代 女性

背景粘膜診断を行いピロリ菌感染状態を診断してみましょう．

Question 本症例は以下のいずれでしょうか．

① Hp未感染（正常胃）

② Hp現感染（慢性活動性胃炎）

③ Hp既感染（慢性非活動性胃炎）

画像1
（背臥位正面像）

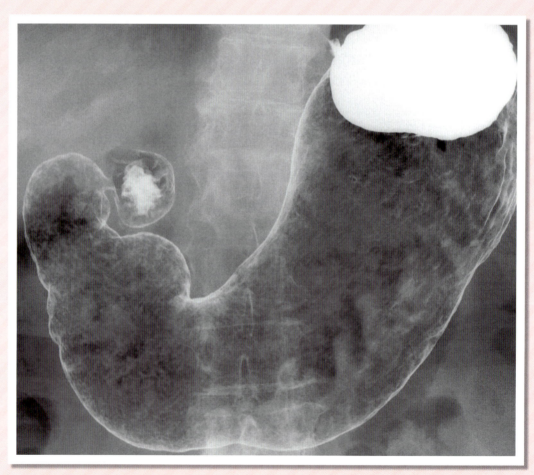

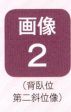
画像 2
（背臥位
第二斜位像）

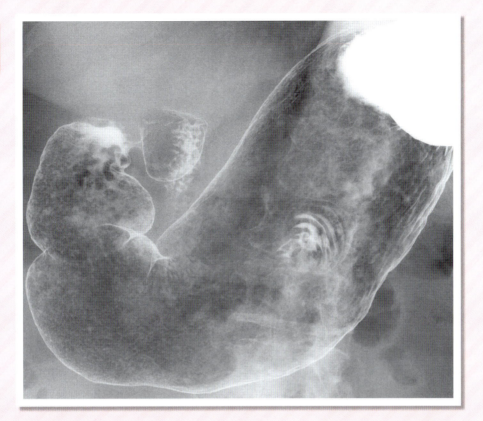

画像 3
（腹臥位正面像）

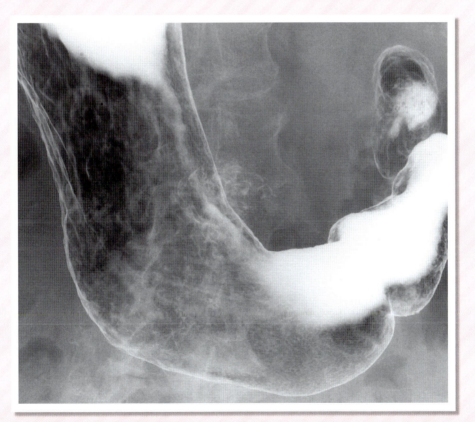

解答・解説は次のページ

Case 09　70歳代 女性

Answer　③Hp既感染（慢性非活動性胃炎）

解　説

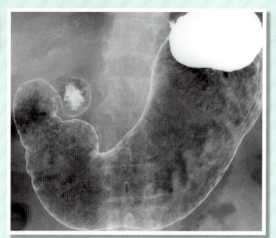

1. 胃粘膜表面像（胃小区）：粗糙〜中間型．ごく小さい胃小区模様が確認されるが，模様が目立たない．
2. ひだの分布：大彎側の1区域に分布している．
3. ひだの性状：残存しているひだの性状は細い．

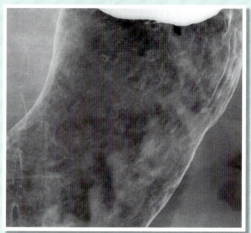

体部の粘膜表面は，中間型であり，平滑型（B-0）ではないことがわかる．

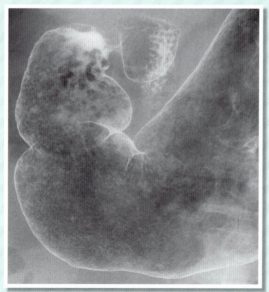

前庭部は粗糙な粘膜像で，胃小区模様がはっきりしない．
また，除菌成功後に出現する斑状発赤（小発赤陥凹）と一致すると思われる陥凹を複数認める．

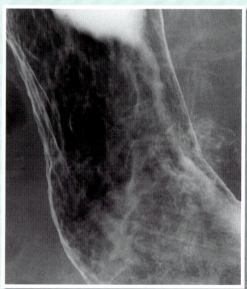

体部のひだは消失気味．見えているひだの性状は異常型だが，細い（中間型）．

内視鏡像（除菌2年後）

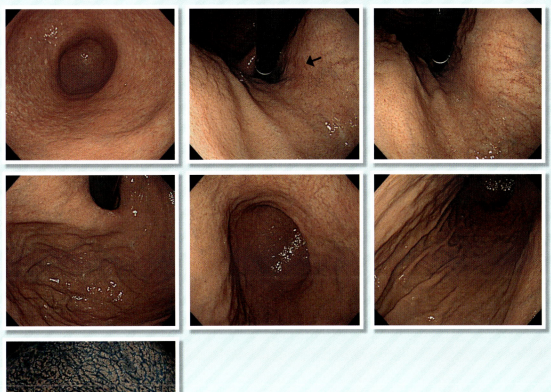

内視鏡写真では、RAC、びまん性発赤、粘膜腫脹を認めず、慢性非活動性胃炎（既感染パターン）である。萎縮判定は、木村・竹本分類のO-1である。萎縮境界の萎縮側には地図状発赤（→）が観察される。前庭部にはインジゴカルミン散布で明瞭化する斑状発赤（小発赤陥凹）を認める。

血液検査

検査項目		結果	判定	総合判定
Hp抗体		4.2 U/mL	(+)・(−)	E
PG	PG Ⅰ	26.5 ng/mL	(+)・(−)	
	PG Ⅱ	6.4 ng/mL		
	PG Ⅰ/Ⅱ	4.1		

本症例ははっきりとした除菌歴（2年前除菌）があるため、胃がんリスク層別化検査（ABC分類）で分類することはできないが、Hp抗体の値は4.2 U/mLと陰性高値、PG Ⅰ、Ⅱともに低く、炎症を認めないときの値である。PG値で未感染と除菌後を判定するのは難しい。

POINT

- 粘膜表面像が中間型で、ひだが消失型に見える場合、慢性非活動性胃炎（既感染）の可能性が高い。
- 斑状発赤（小発赤陥凹）と一致すると思われる陥凹もヒントとなる。

X線像（除菌前後）

除菌前
（背臥位正面像）

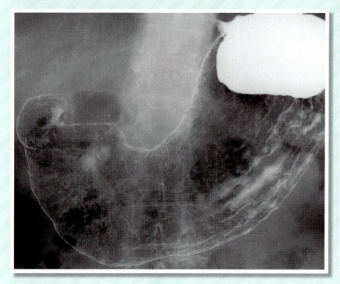

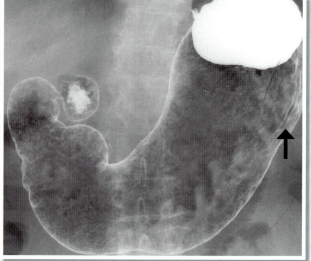
除菌2年後
（背臥位正面像）

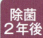
除菌前
（腹臥位正面像）

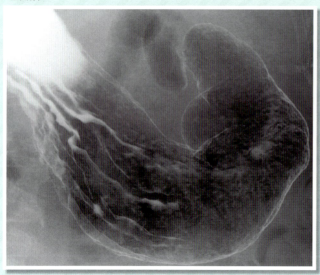

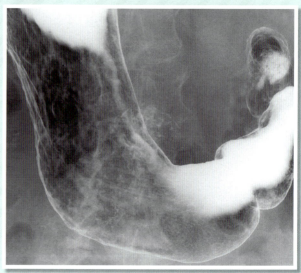
除菌2年後
（腹臥位正面像）

除菌前は，体部および前庭部の粘膜表面像は粗糙型で，粘膜の炎症による胃小区単位の腫脹，胃小区模様が明瞭に描出されている．ひだの性状も腫大・蛇行を認める．

除菌後には除菌前と比較して，胃小区模様が不明瞭となっており，胃粘膜表面に均一にバリウムが付着している．これは粘膜腫脹および粘液付着（滲出液）の改善を反映していると考えられる．ひだの性状も粘膜浮腫が改善し細径化・蛇行の改善（→）がみられるが，分布は除菌後にひだが消失し，一見萎縮が進行したように見える．これは，除菌後よくみられる現象であるが，粘膜腫脹の改善により，ひだが細径化・平低化することで，ひだが観察しにくくなるためと考えられる．実際には，内視鏡ではひだが消失しているわけではないことが確認できる．胃のひだは空気量に強く影響を受けるため，空気量の調節できる内視鏡と，調節が難しいX線の違いかもしれない．あるいは仰臥位（X線）と左側臥位（内視鏡）の違いかもしれない．

内視鏡像（除菌前）

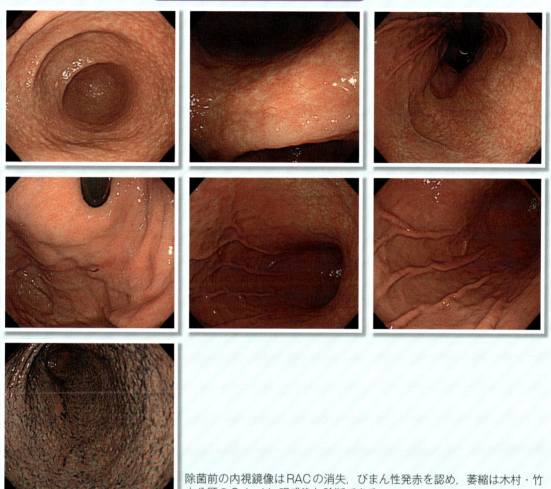

除菌前の内視鏡像はRACの消失，びまん性発赤を認め，萎縮は木村・竹本分類のO-1．Hp現感染と診断できる．

血液検査（除菌前後）

検査項目		除菌前	除菌2年後
Hp抗体		34.8 U/mL	4.2 U/mL
PG	PG I	75.3 ng/mL	26.5 ng/mL
	PG II	30.7 ng/mL	6.4 ng/mL
	PG I / II	2.5	4.1
総合判定		B	E

除菌前にHp抗体価は34.8 U/mLと陽性を示していたが，除菌後は4.2 U/mLと著しく低下し陰性化している．同じ検査法であるので抗体検査の結果から除菌成功と考えられる．また除菌前後でPGはPG I，PG IIともに低下し，特にPG IIの低下が大きいため，PG I / II比は上昇している．これは典型的な除菌によるPGの変化であり，これも除菌成功を示している．

（青木利佳）

1. Hp関連の胃炎

Case 10　40歳代 女性

背景粘膜診断を行いピロリ菌感染状態を診断してみましょう．

Question　本症例は以下のいずれでしょうか．

① Hp未感染（正常胃）

② Hp現感染（慢性活動性胃炎）

③ Hp既感染（慢性非活動性胃炎）

画像1
（背臥位正面像）

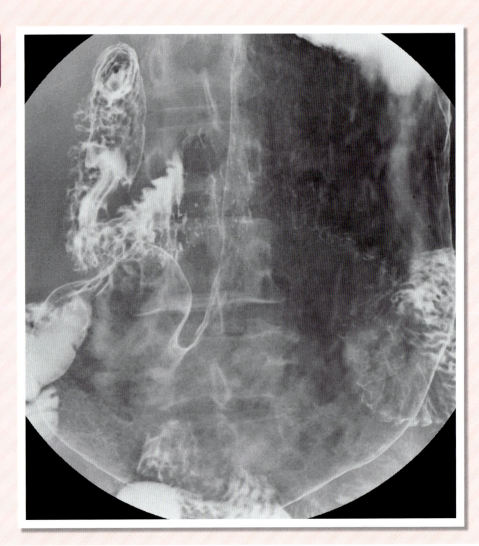

画像 2
（背臥位 第二位斜像）

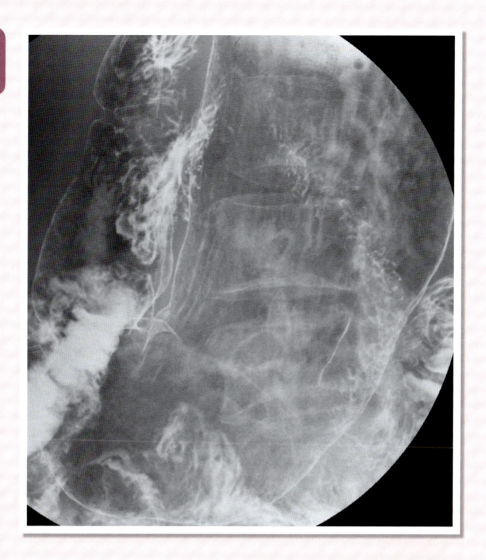

画像 3
（腹臥位正面像）

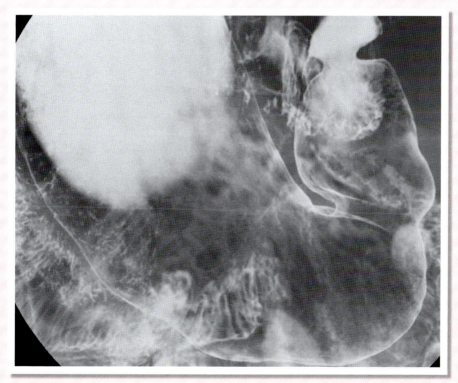

解答・解説は次のページ

Case 10　40歳代 女性

Answer　③Hp既感染（慢性非活動性胃炎）

解　説

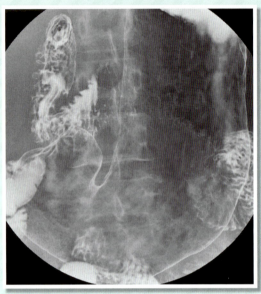

画像1

1. 胃粘膜表面像（胃小区）：中間型．わずかな胃小区模様が確認されるが，模様が目立たない．
2. ひだの分布：消失型に見える．
3. ひだの性状：判定できない．

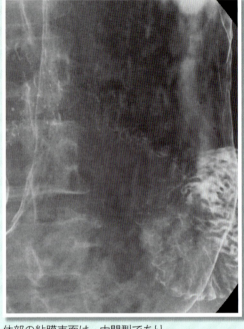

画像1（体部拡大）

体部の粘膜表面は，中間型であり，平滑型（B-0）ではないことがわかる．

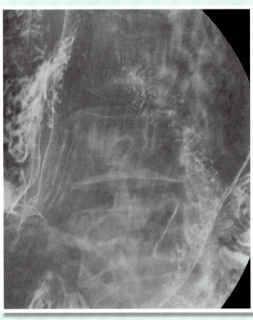

画像2（体部拡大）

体部小彎側に細いひだが観察できる．ひだの丈は低い．体部の粘膜表面像は，中間型といえる．霞のかかったような，均一な粘膜像である．

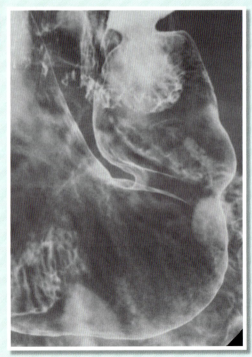

画像3（前庭部拡大）

前庭部の粘膜表面像も中間型．

内視鏡像

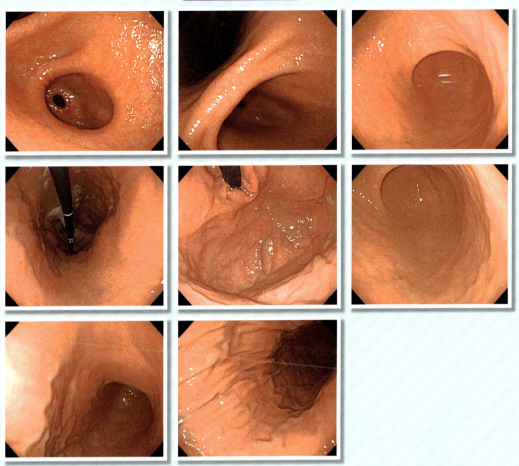

内視鏡写真では，胃角から胃体下部小彎のRACが観察されず，びまん性発赤や粘膜腫脹を認めない．萎縮判定は，木村・竹本分類のC-3であるが，萎縮の程度が軽く，判定が難しい．内視鏡的には体部大彎を中心に細いひだを観察することができる．

血液検査

検査項目		結果	判定	総合判定
Hp抗体		6.5 U/mL	(+)・(−)	E
PG	PG Ⅰ	26.8 ng/mL	(+)・(−)	
	PG Ⅱ	5.7 ng/mL		
	PG Ⅰ/Ⅱ	4.7		

本症例は1年前に除菌歴がある．Hp抗体の値は6.5 U/mLと陰性高値，PG Ⅰ，Ⅱともに低く，炎症を認めないときの値である．PG値で未感染と除菌後を判定するのは難しい．

POINT

- 粘膜表面像が中間型で，ひだが消失もしくは細い場合は慢性非活動性胃炎（既感染）の可能性が高い．

X線像（除菌前後）

除菌前
（背臥位正面像）

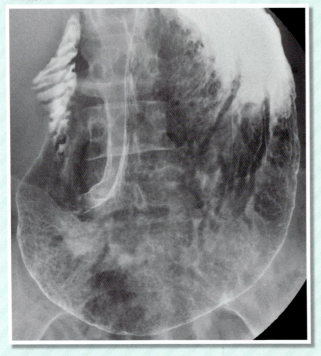

除菌1年後
（背臥位正面像）

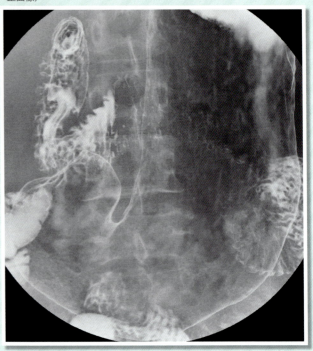

除菌前
（腹臥位正面像）

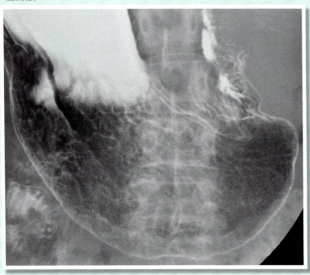

除菌1年後
（腹臥位正面像）

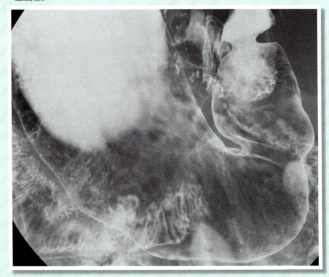

除菌前は，体部および前庭部の粘膜表面像は胃小区像が明瞭に描出され，粗糙型（体部はB-1b，前庭部はA-2）である．ひだの性状も腫大・蛇行を認める．

除菌後は除菌前と比較して，胃小区像は粗糙型から中間型へ劇的に改善しており，スリガラス様所見を呈す．ひだの性状も，粘膜腫脹が改善し，丈が低くなるためはっきりとらえにくくなるが，消失しているわけではない．

除菌3年後
（背臥位正面像）

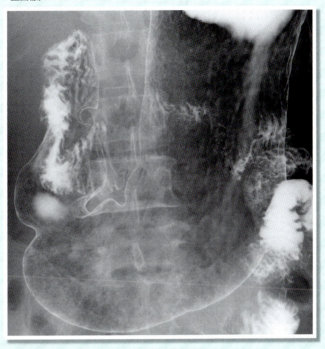

除菌3年後
（腹臥位正面像）

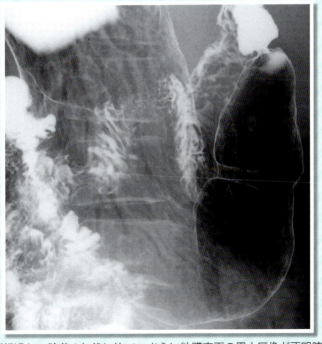

除菌後3年が経過し，除菌1年後に比べ，さらに粘膜表面の胃小区像が不明瞭化し滑らかになっているが，よく見ると体部も前庭部も微細な小区像が認識でき，完全な平滑型とはいえない．一見ひだは消失しているように見えるが，腹臥位で少し空気量の少ない状態では，立ち上がりのなだらかな，丈の低いひだを広範に観察することができる．除菌後，時間が経つと粘膜模様やひだの性状が改善して，既感染と診断しにくくなる症例もある．

（青木利佳）

2. Hp以外の胃炎

Case 01　70歳代 女性

Question 本症例の診断は？

画像1

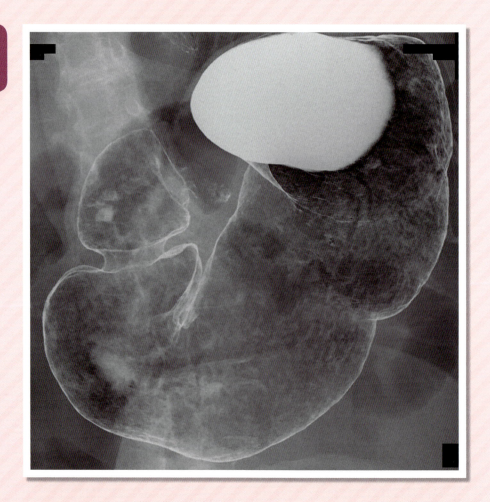

画像
2

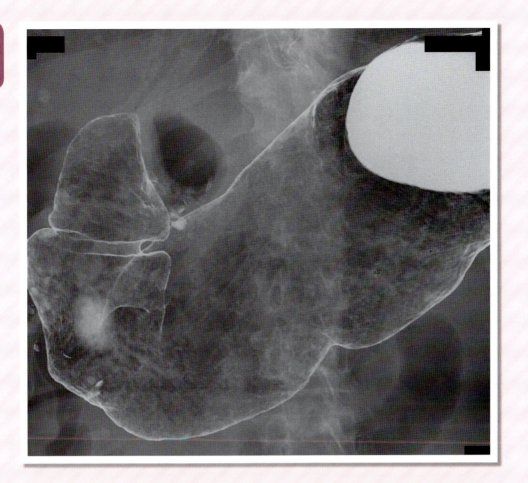

画像
3

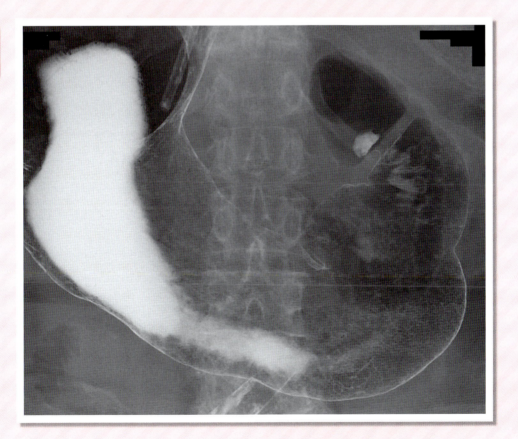

解答・解説は次のページ

Case 01 70歳代 女性

Answer: 自己免疫性胃炎（A型胃炎）

解説

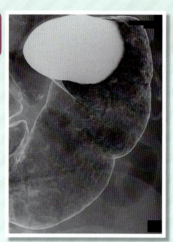
画像1（抜粋）

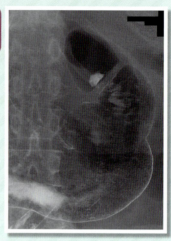
画像3（抜粋）

胃体部のひだは完全に消失し，粘膜は不整形の淡いバリウムのたまりと低い顆粒様の不整形隆起が混在し，フリース様（または中間型）を呈している．前庭部の粘膜は口側から肛門側にかけて粗大顆粒状から微細網目様と変化し，前庭部の萎縮が幽門輪に近づくにつれ軽度となっていくのを反映している所見と思われる．A型胃炎に矛盾しない所見と考えた．

ヘリコバクター・ピロリ（Hp）感染に関しては，胃体部の粘膜表面像だけみると現または既感染が疑われる．ただし，Hp感染胃炎においても，萎縮が高度な場合は現感染か，既感染か判断に迷うことは少なくなく，A型胃炎の場合でもX線検査だけでHp感染診断を行うのは困難と思われる．本症例は血清Hp抗体，尿素呼気試験，鏡検法はすべて陰性であり，Hp陰性のA型胃炎と診断したが，Hp現感染・既感染との鑑別は容易ではない．

Hp感染診断

血清Hp抗体	3 U/mL 未満
尿素呼気試験	1.0 ‰
鏡検法	陰性

📝 Memo A型胃炎 とは

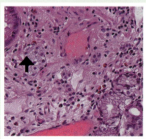
HE

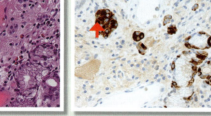
chromogranin A

血清ガストリン	3,648 pg/mL
抗胃壁細胞抗体	80 倍
抗内因子抗体	陰性

A型胃炎は自己免疫性萎縮性胃炎であり，その特徴的なX線，内視鏡像は幽門部が保たれたまま胃体部が萎縮する，いわゆる逆萎縮である．A型胃炎は自己免疫性胃炎であるため，抗胃壁細胞抗体，抗内因子抗体などの自己抗体が陽性となり，胃体部の壁細胞が障害されることにより，低〜無酸症，高ガストリン血症を呈する．

本症例は，血清ガストリン高値，抗胃壁細胞抗体が陽性で，病理学的にendocrine cell micronest（矢印）を認め，A型胃炎と確診した．A型胃炎では，悪性貧血や鉄欠乏性貧血をきたしたり，甲状腺疾患（橋本病），1型糖尿病の併存を認めることがある．また，胃神経内分泌腫瘍や胃がんを合併することがあり，注意が必要である．

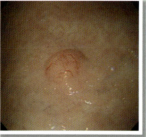
A型胃炎に合併した胃神経内分泌腫瘍

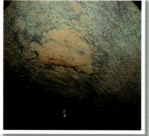
A型胃炎に合併した胃がん

内視鏡像

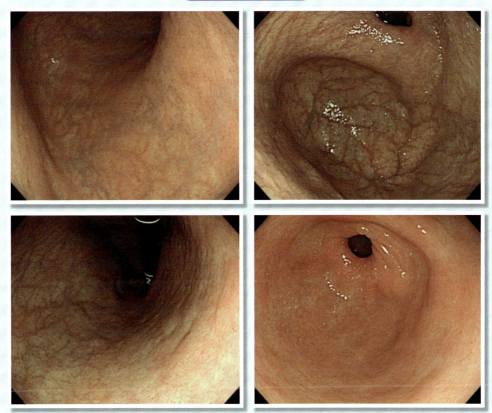

内視鏡検査で，胃体部の高度萎縮を認める．前庭部は胃体部と比較して萎縮性変化は目立たない．

病理組織像

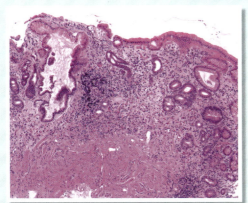
体部大彎からの生検病理像

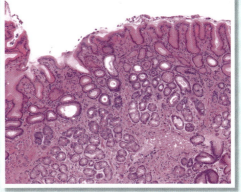
前庭部大彎からの生検病理像

病理学的にも，胃体部に中等度の慢性炎症細胞浸潤と高度萎縮，軽度の腸上皮化生を認めたが，前庭部は萎縮，腸上皮化生はほとんどみられず，慢性炎症細胞浸潤も軽度である．生検病理組織ではHpは認めない．

POINT

- 本症例は胃内視鏡検査，胃X線造影検査，病理学的検査で胃体部優位の萎縮性変化を認めた．
- また，胃体部大彎からの生検で内分泌細胞巣を認め，血清ガストリン高値，抗胃壁細胞抗体陽性であり，自己免疫性胃炎（A型胃炎）と診断した．
- Hp感染に関しては，血清Hp抗体，尿素呼気試験，鏡検法がすべて陰性で，内視鏡でも胃内に黄色腫は認めなかったことから，感染はないと診断した．

（八板弘樹・蔵原晃一）

2. Hp以外の胃炎

Case 02　20歳代 女性

Question 本症例の診断は？

画像1
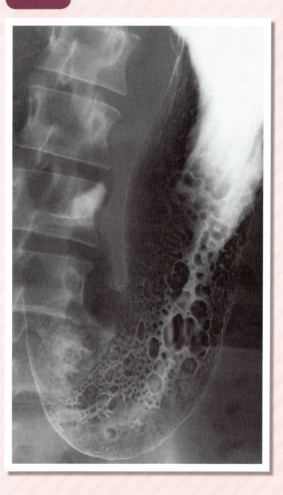

画像2
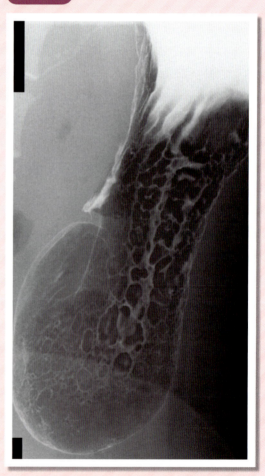

画像 3

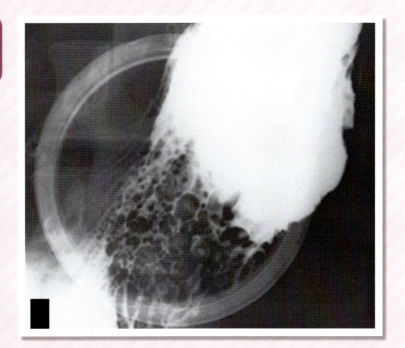

画像 4

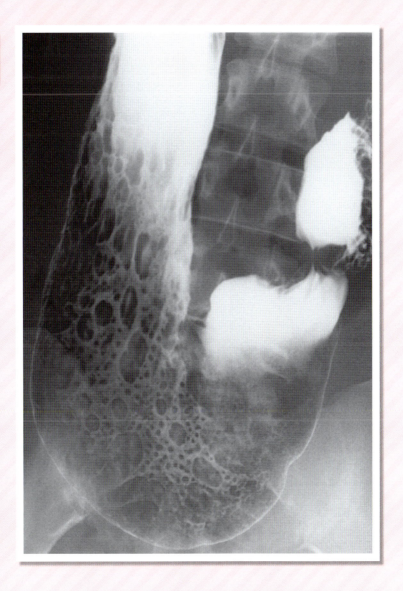

解答・解説は次のページ

Case 02 20歳代 女性

Answer: collagenous gastritis

解説

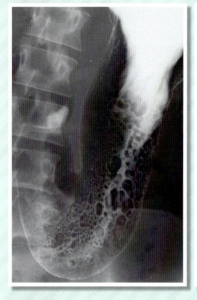
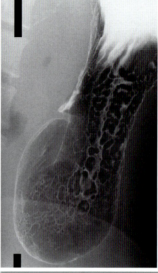
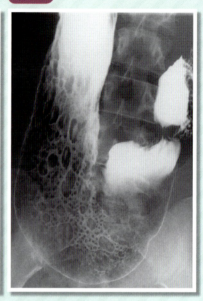
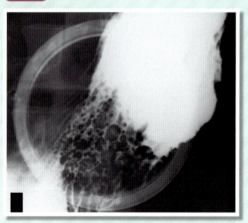

胃X線検査の二重造影（画像1，画像2，画像4）では，胃体上部から胃角部の前後壁大彎に広範な不整形陥凹面と隆起を認めた．陥凹面の内部には，表面に淡いバリウム斑を伴う平皿状の透亮像を多発性に認め，モザイク状を呈していた．圧迫撮影（画像3）で各透亮像の間とその周囲には明瞭なバリウム斑を認め，内部に多数の隆起を伴う広範な陥凹性病変の所見であった．

Memo collagenous gastritis とは

　collagenous gastritisは，病理組織学的に，胃腺窩上皮直下に10μm以上のcollagen bandの肥厚を認め，粘膜固有層の慢性炎症細胞浸潤を伴うことを特徴とする原因不明の疾患である．きわめてまれな疾患であり，本邦報告例は20例に満たないが，きわめて特徴的な肉眼像を呈する．
　内視鏡的には取り残し様の島状粘膜を伴う褪色調陥凹を呈し，同陥凹面に一致して病理組織学的に慢性炎症細胞浸潤，腺管萎縮とcollagen bandの肥厚を認める．炎症細胞浸潤に伴う粘膜萎縮による陥凹面の形成が本症の本態と考えられており，内視鏡下に陥凹面を認識し陥凹底から生検を施行することにより確診が得られる．

内視鏡像

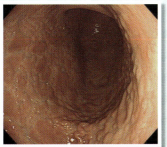
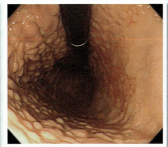
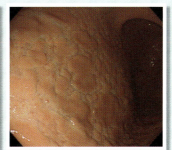
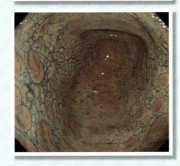

内視鏡検査では，胃体部の前後壁に広範な褪色調の不整形陥凹面を認めた．その内部には大小不同で円形から楕円形を呈する取り残し様の島状粘膜が敷石状に多発していた．色素を撒布すると，大型の島状粘膜の表面には，それぞれ，えくぼ状の緩やかな陥凹を認めた．

病理組織像

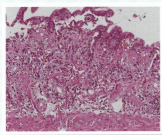
HE染色

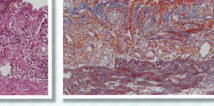
アザン染色

陥凹面からの生検で，粘膜上皮下にcollagen bandの肥厚を認め，粘膜固有層内に慢性炎症細胞浸潤を認めたことから，collagenous gastritisと確診した．

血液検査

検査項目		結果	判定	総合判定
Hp抗体		3 U/mL 未満	(+)・(−)	A・B・C・D
PG	PG Ⅰ	63.1 ng/mL	(+)・(−)	
	PG Ⅱ	13.5 ng/mL		
	PG Ⅰ/Ⅱ	4.7		

本症例は，血清Hp抗体価は3 U/mL未満で，PG値についてもPG Ⅰ，PG Ⅰ/Ⅱともに正常値であり，胃がんリスク層別化検査（ABC分類）ではA群に分類された．鏡検法もヘリコバクター・ピロリ（Hp）陰性であり，Hp未感染例であった．collagenous gastritisはHp感染とは無関係とされ，Hp未感染例の報告がほとんどである．

POINT

- 本症例は，胃X線検査では体部の前後壁大彎にわたりモザイク状の粘膜面を認め，内視鏡検査では内部に島状粘膜を伴う褪色調陥凹面の所見であった．
- 病理組織学的には陥凹面に一致して慢性炎症細胞浸潤，腺管萎縮とcollagen bandの肥厚を認め，collagenous gastritisと確診した．
- Hp未感染例であった．

（本症例は，「松本由華，蔵原晃一，大城由美，他．若年女性にみられたcollagenous gastritisの1例．胃と腸 46：1389-1396, 2011．」を許諾を得て転載した．）

（蔵原晃一）

2. Hp以外の胃炎

Case 03　70歳代 男性

Question 本症例の診断は？

画像1

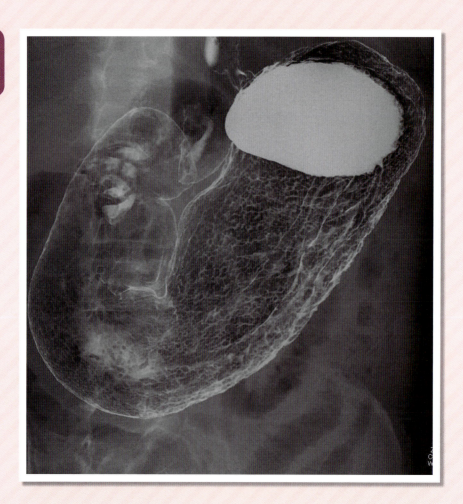

画像 2

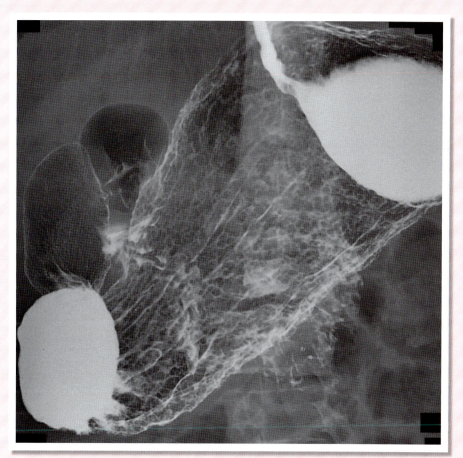

画像 3

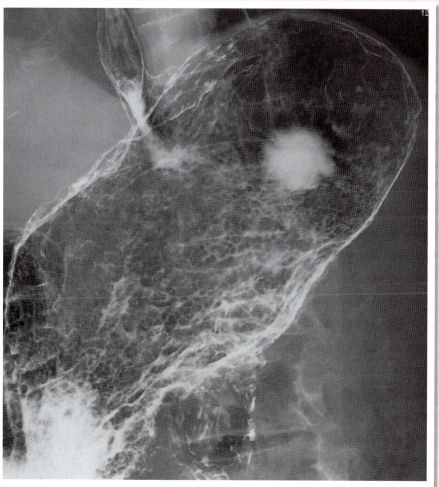

解答・解説は次のページ

Case 03 70歳代 男性

Answer: 胃敷石状粘膜（PPI関連胃症）

解　説

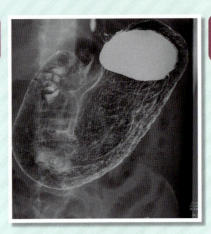
画像1

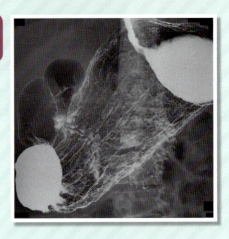
画像2

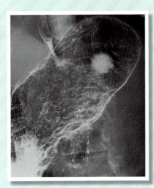
画像3

胃体部の粘膜表面像（胃小区像）は粗大顆粒状でひだも太く，一見，ヘリコバクター・ピロリ（Hp）現感染を疑う所見だが，前庭部はビロード様の平滑な粘膜面を呈しHp未感染ないし既感染に見える．本例では通常のHp感染診断の指標に基づくと，体部と前庭部の所見に乖離があり，少なくとも通常のHp現感染とは所見が異なる．

また，体部の胃小区像に着目すると，本例は個々の小区像がやや大型で目立つが，境界明瞭かつ比較的均一であり，いわゆる「胃小区の乱れ」が軽度である点で，Hp現感染とはやや所見が異なると考えられる．

以上のように，体部と前庭部の所見に乖離が認められること，さらに「胃小区の乱れ」が軽度である点が，本例のような薬剤性胃粘膜異常の診断の手がかりとなる可能性がある．

Memo　胃敷石状粘膜とは

胃体部に比較的広い範囲に分布する，敷石を思わせる凹凸状の扁平な隆起が数多くみられる内視鏡所見で，粘膜がもこもこして見えることから，「もこもこ胃炎」とも呼ばれる．PPI関連胃症の1つで，Hp未感染者のPPI長期使用例で高頻度に認める．敷石状粘膜からの生検で壁細胞が腫大・変形し，parietal cell protrusion所見を認める．

Memo　PPI関連胃症について

PPI内服による胃粘膜変化として，敷石状粘膜以外に，胃底腺ポリープの増大・水腫様の膨化，胃体上部から穹窿部を中心に白色の扁平隆起が散在する多発白色扁平隆起と体上部から穹窿部を中心に粘膜内に黒色物が認められる黒点（黒点病変）がある．

胃底腺ポリープの増大
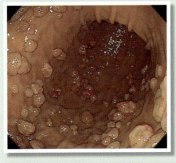

多発白色扁平隆起
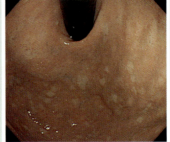

黒点
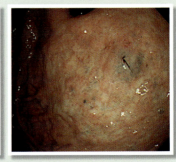

内視鏡像

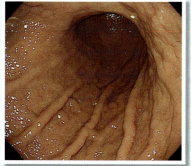 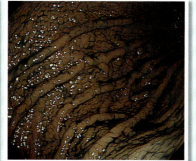
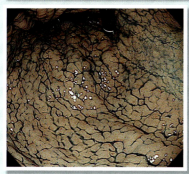 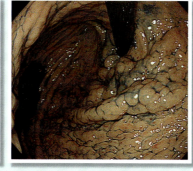

内視鏡写真ではC-3程度の萎縮を認め，体部は小彎側を除いて全体に均一な小隆起が多発しており，敷石状を呈していた．隆起部分は周囲粘膜と同色調で，粘膜表面性状も周囲粘膜と同様である．

病理組織像

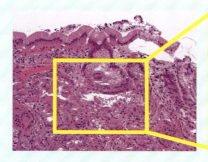 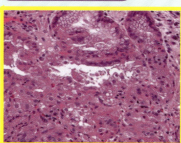

隆起部からの生検では，腺窩上皮に大きな変化は認めず，炎症細胞浸潤もほとんど認めない．
一部に壁細胞の軽度の過形成，空胞変性，parietal cell protrusionを認めた．

定点生検による背景粘膜の病理組織学的評価（Updated Sydney system）

	好中球浸潤	慢性炎症細胞浸潤	萎縮	腸上皮化生	Hp
前庭部大彎	なし	軽度	軽度	軽度	なし
体中部大彎	なし	軽度	なし	なし	なし

POINT

- 本症例は血清Hp抗体価は3 U/mL未満で，鏡検法もHp陰性であり，前庭部に萎縮を認めたことからHp既感染例と考えられた．
- またPPIを約5年間内服しており，敷石状粘膜からの生検で壁細胞の過形成・空胞化を伴う腫大を認めた．
- 以上より，PPI関連胃症である胃敷石状粘膜（いわゆる，もこもこ胃炎）と考えられた．

（平田　敬・蔵原晃一）

2. Hp以外の胃炎

Memo: Non-*Helicobacter pylori* Helicobacter（NHPH）胃炎

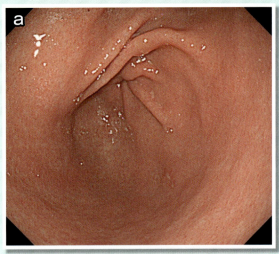
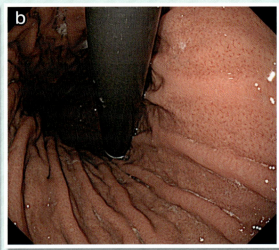
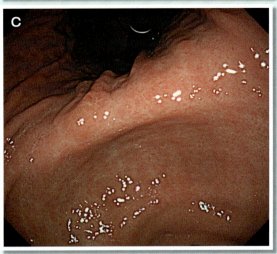

図1　内視鏡
a：前庭部，b：体部小彎，c：胃角小彎．

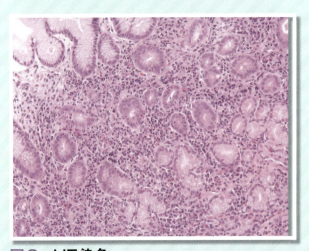

図2　HE染色

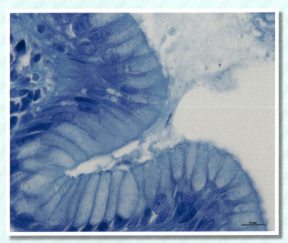

図3　ギムザ染色

（本症例はShiratori S, et al. Two Case of Chronic Gastritis with *non-Helicobacter pylori Helicobacter* Infection. Intern Med 2016：55(14)；1865-9より引用）

| 症　例 | 40歳代，男性． |

1. 内視鏡検査(図1)

　　体部にRACを認め，前庭部から幽門部は正常の所見であり，一見ヘリコバクター・ピロリ(Hp)未感染の内視鏡像を呈していた．しかし，胃角部小彎を中心にびらんや白色変化で霜降り状を呈しており，何らかの胃炎の存在が疑われた．

2. 生検

　　前庭部大彎，胃体部大彎に加え，所見を認めた胃角部小彎より生検した結果，胃角部小彎の生検で好中球浸潤を認め(図2)，ギムザ染色でHpよりも大型でらせんの強い，non-*Helicobacter pylori* Helicobacter(NHPH)を認めた(図3)．PCRでもHp陰性，NHPH陽性であった．

3. Hp関連検査

　　迅速ウレアーゼ試験：弱陽性，UBT 2.5‰，便中抗原：陰性，病理検査：NHPH疑い．

4. NHPH胃炎とは？

　　Hpは宿主特異性が高く，基本的にヒトにしか感染せず，動物実験も霊長類やスナネズミなど限られた動物でのみ感染可能である．一方，ヒトの胃に感染する他のHelicobacterとして*H.heilmannii*が知られている．その後の解析でtype 1とtype 2に分類され，80％を占めるtype 1が*H.suis*である．疾患としては十二指腸潰瘍などの消化性潰瘍，MALTリンパ腫との関連が報告されている．ブタが自然宿主であり豚肉を介した感染が考えられているが，培養が難しく病理とPCR以外の検査手段がないため，正確な感染率や感染経路などは不明である．Hp検査はウレアーゼ活性をみる迅速ウレアーゼ試験，尿素呼気試験は陰性から弱陽性が多く，便中抗原，抗体検査は陰性となる．ただし，尿中抗体検査では弱陽性となる症例がある．培養は困難でPCRは一般的な検査では不可能なため，病理検査が臨床上の唯一の検査であるが，鳥肌以外には特徴的な内視鏡所見が不明であった．*H.heilmannii*は胃底腺と幽門腺の境界領域に散発的に感染することが知られており，提示した症例のように胃角から前庭部の口側に，霜降り状の所見を呈するのが特徴であることを報告した．このような所見を認めた場合は，NHPH胃炎を疑い生検を行い，ギムザ染色により特徴的な菌体の存在を確認することが重要である．

〔間部克裕〕

2. Hp以外の胃炎

好酸球性胃腸炎

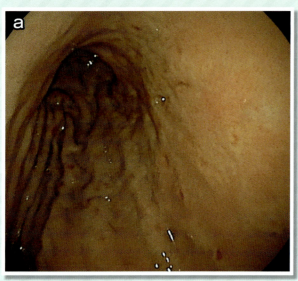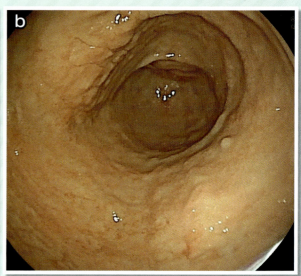

図1 内視鏡
a：体部，b：前庭部．

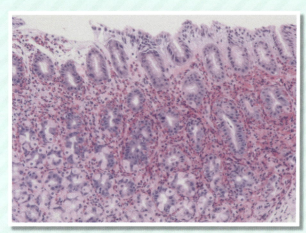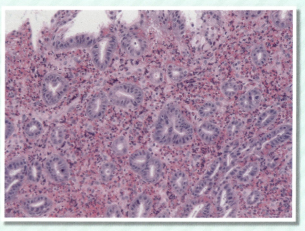

図2 生検（HE染色）

| 症　例 | 40歳代，女性. |

1. 内視鏡・生検

　　内視鏡検査（図1）では，貧血のため胃全体が白色調であったが，体部を中心に発赤する陥凹を伴う白色調隆起が多発し，前庭部にも同様の所見を幽門輪まで稜線状発赤に一致するように認めた．

　　生検（図2）では粘膜に高度の好酸球浸潤を認め，好酸球性胃腸炎の診断基準である強拡大で1視野20個以上の基準を大幅に上回る好酸球浸潤を認めた．心窩部痛，食欲不振などの症状と生検結果から好酸球性胃腸炎と診断した．

2. 症状と検査所見

　　数年来の原因不明の心窩部痛，胃もたれ，呑酸，食欲不振，氷食症を主訴に受診した．胃内視鏡検査と生検で診断され，WBC 5,700/μL，好酸球 24.2％ と末梢血好酸球増多と，Hb 8.7 g/dLの貧血を認めた．特異的IgE検査では卵白，小麦，グルテンがクラス2であった．小麦，グルテンを極力避け，PPIを投与したところ，症状，内視鏡所見，病理所見とも改善し，現在まで再燃はない．本例は自費検査で行った尿中ヘリコバクター・ピロリ（Hp）抗体が陰性で，典型的な胃食道逆流症と機能性ディスペプシアの症状であったため，内視鏡検査と生検を行わなければ診断に至ることが難しい症例であった．

3. Hp関連検査

　　迅速尿中Hp抗体：陰性，迅速ウレアーゼ試験：陰性，病理検査：陰性．

4. 好酸球性胃腸炎とは？

　　好酸球性胃腸炎は難病に指定されるまれな疾患で，欧米よりも本邦で報告が多い．食欲不振，体重減少，腹痛，下痢，嘔吐や貧血などの症状を有し，胃，小腸，大腸の生検で好酸球が20個/HPF（＝high power field：顕微鏡400倍視野）以上あるか，多数の好酸球を認める腹水があれば診断される．その他，アレルギー疾患がある，末梢血好酸球増多，胃・腸管壁の壁肥厚，内視鏡で浮腫，発赤，びらんを認める，ステロイドが有効であることが診断項目に含まれている．

　　Hp感染との関連はなく，原因不明の胃炎とされていることも多い．当院ではこの1年間で4例が診断に至ったが，全例が各種精密検査でも原因不明の胃炎や腹痛と診断されていた．Hp感染や寄生虫など慢性感染症が減少し，好酸球性胃腸炎は増加傾向にあるともいわれており，Hp感染がないにもかかわらず，内視鏡所見で浮腫，発赤，びらんや本例のように白色調の病変などを認めた場合，本症も鑑別にあげて生検を行うことが望ましい．

（間部克裕）

アンサーパッドを用いた胃粘膜診断の学習効果

「ピロリ菌感染を考慮した胃がん検診研究会」ではアンサーパッドを用いた参加型演習を行っている．当研究会は，胃がん検診は胃がんを発見するだけではなく，胃がんの原因であるヘリコバクター・ピロリ（Hp）感染の有無も受診者に伝えることにより胃がん予防につなげるべきである，との趣旨のもと，今まで活動を行ってきた．

2016年の日本消化器がん検診学会委員会報告による「胃X線検診のための読影判定区分」には精検不要ながらカテゴリー2「慢性胃炎を含む良性病変」が設定され，Hp感染胃粘膜の読影が求められるようになった[1]．読影能力の向上には書籍（『胃X線検診のための読影判定区分アトラス』など）による学習もあるが，専門家による講義と知識定着を促す演習の組み合わせがより効果的である．実際，アメリカ国立訓練研究所（National Training Laboratories）による学習定着率を表す「ラーニングピラミッド（Learning Pyramid）」では，講義（Lecture）は5％，書籍（Reading）が10％なのに対し，実演（Demonstration）は30％と能動的な学習のほうが教育効果が高いといわれている（図1）．

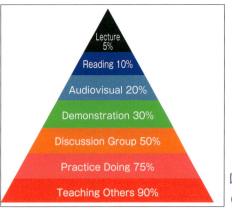

2017年6月につくば市で行われた「第8回 ピロリ菌感染を考慮した胃がん検診研究会」でのアンサーパッド演習の胃X線の問題と解説例を以下に示す．参加者はこれらX線画像の供覧後，回答を行い，講師が内視鏡所見と血清データを加えて解説を行った．

図1　Learning Pyramid
(National Training Laboratories, Bethel, Maineより引用)

Question　これら胃X線像から，Hp感染の有無を推定せよ．

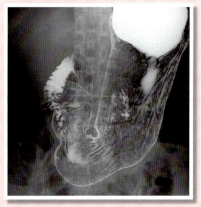 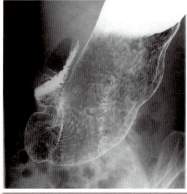 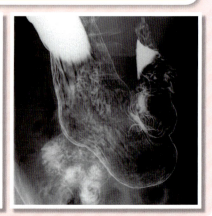

Answer: Hp未感染（正常胃）

解説

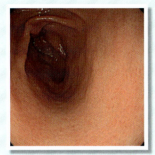 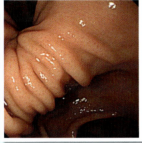 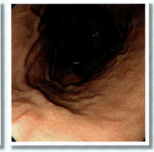 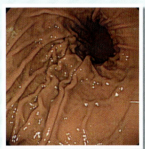

内視鏡写真でも，体部のびまん性発赤や，粘膜腫脹を認めず，萎縮も認めない（木村・竹本分類C-0）．ひだの腫大や粘液付着も認めない．体下部から胃角にかけてもRAC陽性であり，内視鏡上も典型的な未感染正常胃である．

検査項目		結果	判定	総合判定
Hp抗体		3U/mL未満	(+)・(−)	Ⓐ・B・C・D
PG	PG Ⅰ	59.9 ng/mL	(+)・(−)	
	PG Ⅱ	8.4 ng/mL		
	PG Ⅰ/Ⅱ	7.1		

血清学的にも，血清Hp抗体価は3U/mL未満で，PG値についてもPGⅠ，PGⅡともに正常値であり，画像を裏打ちできる．

今回は中島らの提唱する胃Ⅹ線のNIH分類[2]と内視鏡の京都分類に関する講義の後にこの演習を行い，講義前後での正答率の変化を比較した．その結果，講演後に正答率は上昇し，その傾向は普段Hp感染の有無を意識しないビギナーでより顕著であった（図2）．

同じように，胃Ⅹ線検診画像によるHp感染診断の教育講演の重要性に関しては，中島らの研究でも明らかとなっている[3]．

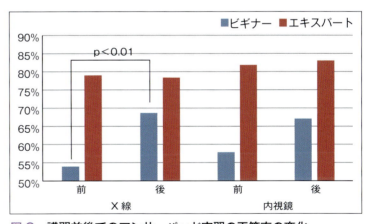

図2 講習前後でのアンサーパッド実習の正答率の変化

「ピロリ菌感染を考慮した胃がん検診研究会」では画像検査における正しいHp感染診断の普及を目指している．本書を読んで興味をもった方は，ぜひ研究会へ参加し腕試しをしてもらいたい（「ピロリ菌感染を考慮した胃がん検診研究会」ホームページ http://hp-igan-kenshin.kenkyuukai.jp/about/）．

（鈴木英雄・青木利佳）

文献

1) 日本消化器がん検診学会胃がん精度管理委員会，日本消化器がん検診学会胃Ⅹ線検診の読影基準に関する研究会．胃Ⅹ線検診のための読影判定区分．日消がん検診誌 2016；54(1)：73-6．
2) 中島滋美，伊藤高広．Ⅹ線検査によるヘリコバクター・ピロリ感染胃炎の診断．日本ヘリコバクター学会誌 2015；17(1)：10-8．
3) 中島寛隆，工藤泰．胃Ⅹ線検診画像による*Helicobacter pylori*感染診断について教育講演の有効性．日消がん検診誌 2017；55(2)：184-90．

背景胃粘膜診断の学習効果を高める オンライン補充問題

　本書はヘリコバクター・ピロリ(Hp)感染の画像診断を目指す放射線技師・医師を主な対象として企画され，診断能向上につながる選りすぐりの症例が提示されています．しかしながら，紙面の都合上，紹介できる症例数には限りがあるため，学習効果を補強するオンライン補充問題(E-learning)を用意しました．まずは本書で十分な学習を行ってから，背景胃粘膜診断能のさらなる向上を目指し，取り組んでみてください．

オンライン学習システムへのログイン方法

https://atamaup.jp/mslabs/mb?userId=pylo-ken
（右のQRコードを読みとってもアクセス可能）
Customer IDは"pylo-ken"とし，User ID／Passwordは以下から選択します．

- **a)** 3年以上の読影経験のある医師　DocS／DocS
- **b)** 読影経験が3年未満の医師　DocJ／DocJ
- **c)** 3年以上の読影経験のある放射線技師　RadS／RadS
- **d)** 読影経験が3年未満の放射線技師　RadJ／RadJ

次に以下の手順で，オンライン学習システム(E-learning)を開始します．

- **1)** 画面左側の「スタディ」から，「受講済み過去問」をクリックする．
- **2)** 「E-learning 01～05　ピロリ菌感染の画像診断」をクリックする．
- **3)** 「E-learning 01～05　ピロリ菌感染の画像診断」をもう一度，クリックする．
- **4)** 「再受講する」(画面中央)をクリックすると，ダウンロード用ページが表示される．
- **5)** 必ず問題ファイルをダウンロード後に，E-learningを開始する．

　5症例のセットを5セット，計25症例の補充問題を用意しました．1題ごとに解答が提示されますが，中断せずに最後まで進むと，内視鏡画像を含む詳細な解答ファイルをダウンロードするウェブページが提示されます．1セットわずか5題なので，中止することなく最後まで進んでいただき，解答ファイルを入手して背景胃粘膜診断能の向上にお役立てください(解答・問題ファイルはいずれもPowerPointで作成されています)．本書を読み，ピロリ菌感染を考慮した胃がん検診に興味をもった方は，研究会への参加も検討してもらえれば幸いです．

「ピロリ菌感染を考慮した胃がん検診研究会」ホームページ
http://hp-igan-kenshin.kenkyuukai.jp/about/

（山道信毅）

3章
今後の展開

3 今後の展開

1. リスクを考慮した胃がん検診の現状と課題

1）対策型X線検診の現状と課題

1 「ピロリ菌感染を考慮した胃がん検診」

　本研究会の「ピロリ菌感染を考慮した胃がん検診」という言葉からは，以下の2つの方向性が感じられる．

> ①ピロリ菌（Hp）感染の有無について胃がん検診を通じて判定し，除菌によるリスク低減を目指す．
> ②Hp感染の有無，すなわちリスクを考慮した検診を行うことで胃がん発見効率を向上させる．

　両者はそれぞれ一次・二次予防を念頭に置いたものであり，最終的には同じ目標に向かい，相乗効果をもたらすものと筆者は信じているが，両者の違いに戸惑いを感じるとする指摘を受けることも少なくない．本稿では主に②を念頭に置いて考察を述べ，奈良県での取り組みを紹介したい．

2 新しい胃X線検診判定区分

　2016年1月に日本消化器がん検診学会から発表された新しい胃X線検診判定区分[1]（「《1章》2-1）対策型胃X線検診のためのHp感染診断の基礎」表1参照）では受診者の大部分を占める非精査例をカテゴリー1と2に分類し，慢性胃炎はカテゴリー2で別途受診者への情報提供を行うこととされている．すなわち，非精査例は一律「異常なし」ではなく，Hp関連慢性胃炎（Hp胃炎）の有無を判定することが求められる．この新基準は，すでに提唱あるいは施行されている基準[2〜11]がベースにあり，Yamamichiらの胃X線所見でのリスク判定による胃がん発症の前向き検討[12]の結果は新基準の妥当性を強く支持する．同年2月には厚生労働省から，胃がんの予防においてHpの除菌と二次予防（検診）の緊密な連携が確保された実施体制の整備を推進する通達が行われ，まさに本研究会が提唱する「ピロリ菌感染を考慮した胃がん検診」を行うことが国家的に認知されたといえる．新しい胃X線判定基準もこれに合致しており，カテゴリー2・慢性胃炎の判定はHpに関する「情報提供」や逐年受診勧奨の指標となり，特に重要なことはリスクの有無を本人へ伝えることができることである．なお，「情報提供」のあり方に関してはさまざまな意見があり，カテゴリー1と診断された低リスクに対する扱い（近い将来の検討課題として検診間隔延長・対策型検診対象からの除外など）を含め，今後のさらなる議論が必要である．

3 胃がんリスクを考慮したX線検診

　胃がんリスクを考慮したX線検診において，Yamamichiら[12]は胃X線像における萎縮

性変化の有無とひだ腫大の有無（4.5 mm以上）が胃がん発症に関与することを示し，ハイリスク例での入念な経過観察が重要であることが示唆されるが，次の段階として胃X線所見の中で特にリスクの高い所見に注目し，判定を一気に要精査に格上げするという試みがある．胃がん発症への高リスク所見の有力な例として高度萎縮のほか，ひだ腫大・鳥肌状粘膜があげられるであろう．Nishibayashiら[13]は胃がんでのひだ幅4 mmの例を対照として1 mm増えるごとにリスクが上昇し，特に6 mm以上で未分化型胃がんのリスクが高くなるとした．また，鳥肌は未分化型胃がんの発生リスクが高いと考えられており[14]，X線所見での示現も十分可能とされている[15]．これらの知見を根拠とした地域でのX線によるリスク検診の試みをいくつか紹介する．さいたま市大宮地区では高度萎縮（ひだ消失，胃小区高度萎縮像）および鳥肌例を要精査とする基準を策定し，胃がん発見率を上昇させた[11]．ただし鳥肌からの発見例はない．岡山県健康づくり財団では受診結果を正常，萎縮（胃小区粗糙，ひだ消失－減少），ひだ肥大型胃炎〔胃小区粗糙，ひだ腫大（4.5 mm以上）〕の3群に分類し，後2者から特にリスクが高いと推測される例を要精査とすることで同群から高い胃がん発見率と陽性適中度を得たとし，特にひだ肥大群では要精検率5割ながら胃がん発見率は1.98％であったとしている[8]．兵庫県加古川市ではHp胃炎をすべて事実上の要精検である「再検査」として内視鏡検査に誘導した結果，高い胃がん発見率と早期がん比率が得られたとしている．これらは胃がんを疑う所見がないのにもかかわらずハイリスクと考えられる例を内視鏡検査に誘導し，胃がん発見を目指す方法であり，紹介した地域ではいずれも高い成績をあげている．一方，ハイリスク所見を安易に要精検に適用することは偽陽性の増加につながり，X線で胃がん所見を拾い上げる診断能を低下させ，ひいてはX線検診そのものへの信頼低下を招きかねないとする指摘もある．

奈良県では2012年より胃がん検診実施要領[16]を改訂し，慢性胃炎の指示区分を要経過観察（受診者への診断名通知及び逐年受診勧奨）とし，鳥肌のみは要精検とした．問診表にはHp除菌歴の有無を含め，全受診者へHpと慢性胃炎・胃がんとの関連および除菌療法についての情報を記載したリーフレットを配布している．新基準導入後2年で，導入前と比較して全県のがん発見率（0.14→0.19％）と陽性適中度（2.33→3.57％）が上昇した．要精検率は若干下がっている（7.0％→6.0％）．現時点では鳥肌以外にハイリスク所見を要精査に適用しておらず，背景粘膜を丹念に読影することが胃がん発見成績の向上につながった可能性が高いと推測している．平成28年からは前述の他の地域での試みを参考としてひだ腫大と高度萎縮について受診者への結果通達時に併記を推奨としている[16]．

なお，胃X線における高リスク所見の読影の実際は「《1章》2．X線によるHp感染状態（未・現・既感染）の判定方法」の項を参照されたい．要精検に格上げするかどうかは別問題として，どのような背景粘膜所見が胃がんを発症しやすいかを熟知することが胃がん発見のための精度向上につながることについては，反論が少ないであろう．

Hpに関する「情報提供」を含めた新・胃X線検診基準の普及と一歩進めたX線所見上の高リスクの設定の是非は胃X線検診の将来にとって解決すべき喫緊の重要課題であるといえよう．

（伊藤高広）

文　献

1) 日本消化器がん検診学会ほか編．胃X線検診のための読影判定区分アトラス．南江堂，2017．
2) 中島滋美ほか．*Helicobacter pylori*感染を考慮した新しい胃X線検診の提案．日消がん検診誌 2008；46(4)：461-71．
3) 宮本彰俊ほか．レントゲンによる胃粘膜萎縮度評価と胃癌検診導入への可能性―ペプシノゲン法との比較より―．日消がん検診誌 2009；47(1)：55-62．
4) 伊藤高広ほか．胃がん検診のおけるX線造影診断の役割と新・読影基準の提唱―ヘリコバクター・ピロリ時代における奈良県の実情を踏まえて―．日消がん検診誌 2010；48(5)：511-21．
5) 山岡水容子，中嶋滋美．胃癌危険群スクリーニングにおける胃X線検査の有用性．日消がん検診誌 2011；49(1)：20-31．
6) 伊藤高広ほか．胃がんX線検診における新しい診断基準・指示区分導入の試み．日消がん検診誌 2011；49(4)：493-502．
7) 安田貢．胃X線所見から見たリスク診断の妥当性．胃癌リスクファクターとリスク診断，一瀬雅夫ほか編，日本メディカルセンター，2014，94-104．
8) 中島明久ほか．岡山県胃がんX線検診における*H.pylori*感染胃炎を考慮した胃がんリスク群拾い上げの試み．日消がん検診誌 2014；52(6)：693-704．
9) 安田貢ほか．任意型胃X線検診における*H.pylori*感染状態の判定法の現状と課題―対策型検診への導入を目指して―．日消がん検診誌 2015；53(1)：17-29．
10) 大洞昭博ほか．*Helicobacter pylori*関連慢性胃炎や食道がんリスクを考慮した胃がん検診．日消がん検診誌 2015；53(2)：226-32．
11) 中野真ほか．胃がん個別X線検診での背景胃粘膜の萎縮度を考慮した読影基準の改定．日消がん検診誌 2015；53(4)：453-62．
12) Yamamichi N, et al. Atrophic gastritis and enlarged gastric folds diagnosed by double-contrast upper gastrointestinal barium X-ray radiography are useful to predict future gastric cancer development based on the 3-year prospective observation. Gastric Cancer 2016；19(3)：1016-22.
13) Nishibayashi H, et al. *Helicobacter pylori*-induced enlarged-fold gastritis is associated with increased mutagenicity of gastric juice, increased oxidative DNA damage, and an increased risk of gastric carcinoma. J Gastroenterol Hepatol 2003；18(12)：1384-91.
14) Kamada T, et al. Nodular gastritis with *Helicobacter pylori* infection is strongly associated with diffuse-type gastric cancer in young patients. Dig Endosc 2007；19(4)：180-4.
15) 北村晋志ほか．鳥肌胃炎におけるX線示現能の検討．日消がん検診誌 2007；45(4)：405-11．
16) 奈良県胃がん検診実施要領．http://www.pref.nara.jp/secure/54536/290401ixsenjissiyouryou%20.pdf（2017年12月閲覧）

3 今後の展開

1. リスクを考慮した胃がん検診の現状と課題

2) 対策型内視鏡検診の現状と課題

1 はじめに

　WHOの下部組織であるIARC (International Agency for Research on Cancer) が1994年に *Helicobacter pylori*（以下Hp）を胃がんの最も危険な発がん因子 (definite carcinogen) であると指摘し[1]，さらにIARCは2014年に「Hpの除菌によって胃がん発症を30〜40％減少できる可能性がある．（中略）胃がん死亡率が高い地域では状況に応じて除菌治療を胃がん予防対策として考慮するように」との提言[2]を行っている．このようにHp感染と胃がんの関連が明らかになった現在，背景胃粘膜診断によりHpの感染状態，すなわち未感染，現感染，既感染を内視鏡的に見極め，早期除菌によって胃がんリスクを低減する「胃がんの一次予防」が内視鏡医の責務に加わったといえるのではないだろうか．本稿ではこの視点に立ち，本研究会の名称でもある「ピロリ菌感染を考慮した胃がん検診」や胃がん内視鏡検診について述べてみたい．

2 内視鏡による背景胃粘膜診断

　X線検査とは異なり，内視鏡検査では所見や病変を色調変化でとらえることができる点が特徴である．これは胃がんの早期発見に役立つだけではなく，粘膜の色調変化を把握することで正確な背景胃粘膜診断，すなわち未感染，現感染，既感染といったHp感染状態（＝胃がんリスク）の診断につながるといえる．胃がんリスク層別化検査（ABC分類）だけでは未感染群や抗体陰性高値群に分類されてしまう症例であっても，背景胃粘膜診断を参考にすることで正しい感染状態が判定できるようになる（図1）．このように「内視鏡による背景胃粘膜診断」と「胃がんリスク層別化検査」は相補的な存在と考え，両者を胃がん検診に活用していくべきではないかと考えている．また，精度の高い背景胃粘膜診断を行うためには，『胃炎の京都分類』[3]の内視鏡所見が参考になる．実際の診断手順は本書別項「《1章》3．内視鏡によるHp感染状態（未・現・既感染）の判定方法」で解説されているので，そちらを参照していただきたい．

3 内視鏡による背景胃粘膜診断の注意点：既感染群

　2013年2月21日に慢性胃炎に対するHp除菌治療が健康保険の適応に加えられて以来，除菌治療が急速に拡大している．これによる既感染群の増加が胃がんリスク層別化検査や背景胃粘膜診断を複雑化させる一因となっている．内視鏡検査にあたっては，Hp感染検査歴や除菌治療歴などを問診しておく必要がある．

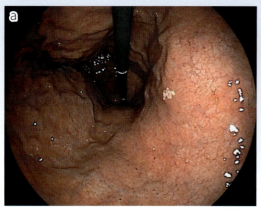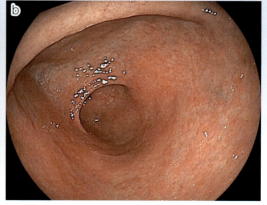

図1　既感染症例（60歳，男性）
a：胃体部小彎，b：前庭部．
胃がんリスク層別化検査結果は血清Hp抗体価3 U/mL未満，PG法陰性であり，未感染群（A群）に分類されてしまう．しかし，内視鏡検査では明らかな萎縮やキサントーマ（a：黄色腫）がみられ，既感染と診断できる．

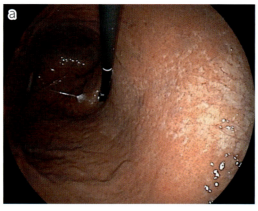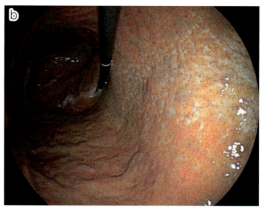

図2　偶然除菌症例（72歳，男性，a：通常光，b：LCI）
除菌治療歴なし
胃がんリスク層別化検査は血清Hp抗体価3 U/mL未満，PG法陰性
既往歴：68歳 心筋梗塞でステント挿入
　　　　69歳 慢性腎不全でシャント手術

　当センターでは経鼻内視鏡による背景胃粘膜診断を積極的に実施しているが，内視鏡検査で明らかな粘膜萎縮所見を認めるにもかかわらず，除菌治療歴がなく，またHp感染検査も陰性である症例（図2），すなわち「偶然除菌群」[4]と呼ぶべき症例の拾い上げが増加している．通常はHp感染があっても自覚症状はほとんどなく，他疾患の治療過程で投与された抗生剤により，本人が気づかないまま偶然に除菌されてしまったケースと考えられる．本来は既感染群として扱われるべきであるが，胃がんリスク層別化検査だけでは未感染とされることが多い．偶然除菌群を疑った場合には，既往歴や抗生剤の投与歴なども入念に問診しておくべきである．

4 胃がん内視鏡検診のこれから

　『有効性評価に基づく胃がん検診ガイドライン2014年度版』[5]において，内視鏡検査がX線検査と同じ推奨グレードBに引き上げられた．これにより今後は対策型胃がん検診の導

表1　静岡市胃がん内視鏡検診における経鼻内視鏡・経口内視鏡使用比率

年度	内視鏡受診者数	経鼻内視鏡	経口内視鏡
2012	4,734	データなし	データなし
2013	5,538	63.2%	36.8%
2014	6,359	67.1%	32.9%
2015	7,413	68.6%	31.4%
2016	7,945	69.8%	30.2%

入に踏み切る自治体が増えるものと予想される．しかし，胃がんの早期発見(二次予防)を目的とした検診を行う自治体もあれば，Hp感染診断と除菌も加えて胃がんの一次予防までを目的とする自治体もあり，導入目的にも温度差がみられる．冒頭でも述べたとおり，胃がんとHp感染の関連が明らかになった以上，胃がんの一次予防にまで踏み込むべきではないかと筆者は考えている．

　また内視鏡検診，特に対策型内視鏡検診を普及させるためには，受診者にとっての受容性，安全性，診断能などが最優先の課題となる．経鼻内視鏡は周知のごとく受容性が高く，また鎮静剤や鎮痙剤の投与も必要としないため，安全性の面でも検診に適した検査法といえる．静岡市胃がん内視鏡検診においては，受診者の約70%が経鼻内視鏡での検査を希望しており(表1)，その受容性の高さを示す数字ではないかと考えている．また当センターでは，2014年にレーザー光源を搭載した経鼻内視鏡システム(スコープEG-L580NW，プロセッサーLASEREO，富士フイルム社製)を導入，特にLCI(linked color imaging)やBLI(blue laser imaging)といった画像強調観察を背景胃粘膜診断に役立てている[6,7]．レーザー経鼻内視鏡の画像解像度は経口内視鏡のそれに匹敵すると評価されており，その受容性の高さと相まって，今後の内視鏡検診の主役となる検査法ではないだろうか．

5 静岡市胃がん内視鏡検診の取り組み

　ガイドライン改訂前から40歳以上を対象として内視鏡検診を導入してきた自治体もあるが，静岡市ではX線検診と同様，35歳以上を対象として2012年4月より対策型内視鏡検診を導入，これにより検診受診率や胃がん発見率の向上といった効果をもたらしている[8]．しかしその一方で，医療機関(内視鏡医)の確保や二重読影委員会への人的負担，検診費用の増大などが課題として浮かび上がってきている．この課題を解消する1つの策として，静岡市胃がん内視鏡検診精度管理協議会は市に対して胃がんリスク層別化検査を併用して検診対象を集約する「静岡方式」(図3)を提案している．前述したように画像検査とリスク検査は相補的な存在ととらえ，胃がんリスクの低いHp未感染者を正確に抽出，その検診間隔を空ける(当面は隔年)ことで対象集約を図るものである．これによって医療機関への負担が減り，検診費用の削減も可能になるはずである．予算確保の都合から内視鏡検査とHp抗体価単独検査の組み合わせになるかもしれないが，今後は未感染群の増加が予想されることも併せ，画像検査と胃がんリスク検査で対象者を集約化した検診の効率化を図る

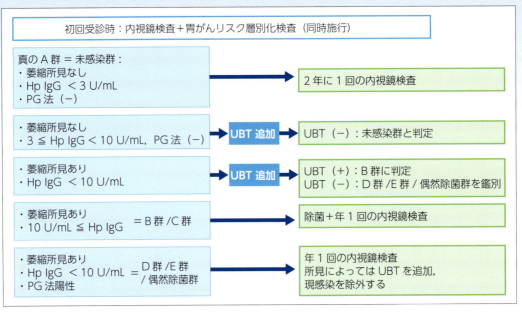

図3 内視鏡胃がん検診静岡方式
Hp IgG：血清IgG抗体価，PG法：ペプシノゲン法，UBT：尿素呼気試験．

べきではないだろうか．

　対象集約に関しては各自治体でさまざまな取り組みが始まっている．参考資料として，水戸市医師会から提供された「水戸方式」を紹介しておく．

（川田和昭）

文　献

1) International Agency for Research on Cancer Working Group on the evaluation of Carcinogenic Risks to Humans. Infection with *Helicobacter pylori*. Schistosomes, Liver Flukes, and *Helicobacter pylori*. IARC, 1994, 177-240.
2) International Agency for Research on Cancer. *Helicobacter pylori* Eradication as a Strategy for Preventing Gastric Cancer. IARC Working Group Report, volume 8, IARC, 2014.
3) 春間賢監，加藤元嗣ほか編．胃炎の京都分類．日本メディカルセンター 2014．
4) 川田和昭．ピロリ菌偶然除菌の診断におけるレーザー経鼻内視鏡の有用性．第23回日本ヘリコバクター学会学術集会抄録集．ワークショップ4-7, 2017．
5) 国立がん研究センターがん予防・検診研究センター．有効性評価に基づく胃がん検診ガイドライン2014年度版．国立がん研究センター，2015．
6) 川田和昭, 仲松宏．経鼻内視鏡による *Helicobacter pylori* 感染診断．Helicobacter Research 2015；19(6)：571-7．
7) 川田和昭．上部消化管内視鏡スクリーニングの標準的な撮影部位：画像と撮影のコツ, 見落としやすい部位, 客観的評価可能な画像とは？－経鼻．上部消化管内視鏡スクリーニング検査マニュアル, 日本消化器内視鏡学会編, 医学図書出版, 2017, 65-73．
8) 川田和昭, 村上隼夫．静岡市胃がん内視鏡検診の現状と課題．日消がん検診誌 2016；54：242-7．

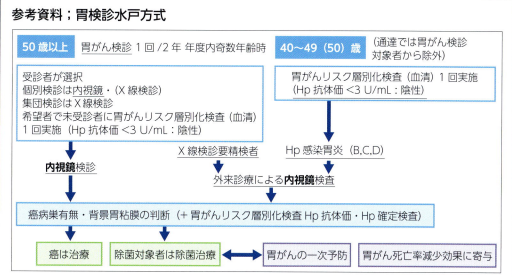

図4 胃検診水戸方式

　水戸市では2011年度から40歳以上を対象に胃がんリスク層別化検査(ABC分類)(以下リスク検査)を併用した内視鏡検診を開始した．X線検診と内視鏡検診は受診者の選択による．2011〜2015年度の内視鏡検診発見胃癌の40歳代はリスク検査で陽性判定であったこと，2015年度茨城県メディカルセンター人間ドックの胃X線検査から40歳代のHp感染胃炎の割合は22.0%であったこと，市の個別検診の費用負担が集団検診と比較して高いことから，胃がん検診ガイドラインの変更と合わせ，2016年度から図4のような形で水戸方式の胃検診を開始した．

　50歳以上は，奇数歳の1回/2年に胃がん検診とし，50歳未満は胃がんリスク層別化検査を提供することで，胃検診水戸方式では，検診や外来診療での内視鏡検査を通じて，直接の胃がん発見と胃がんの一次予防が期待される除菌治療の結果，胃がん死亡率減少効果に寄与することを目指している．

（茨城県メディカルセンター・水戸市医師会　齋藤洋子先生提供）

3 今後の展開

2. Hp画像診断と検診の今後

1）Hp画像診断と対策型検診の今後

1 はじめに

　対策型検診とは，健康増進法に基づき市町村が公的資金を用いて実施するがん検診であり，その目的は対象集団の当該がんによる死亡率減少である[1]．検診方法としては，死亡率減少効果が科学的に証明された方法を採用することになっており，従来，対策型検診としては胃X線検査が実施されてきた．しかし，「有効性評価に基づく胃がん検診ガイドライン．2014年度版」[2]において胃内視鏡検診の死亡率減少効果が科学的に証明されたことを受け，2016年2月に厚生労働省「がん予防重点健康教育及びがん検診実施のための指針」[3]が改訂され，対策型検診として50歳以上の全住民を対象に胃X線検査または胃内視鏡検査のどちらか，もしくは併用による原則2年に1回の実施が認められるようになった（ただし，当分の間，胃X線検診は40歳以上の者を対象に年1回の実施でよい）．

　胃X線検診と胃内視鏡検診にはそれぞれ利点もあれば欠点もある．胃X線検診は集団処理能力に優れているが，胃内視鏡検査に比べればスクリーニング精度は落ち，受診率の低迷や読影医不足などの問題を抱えている．一方，胃内視鏡検診はスクリーニング精度が高いが処理能に問題があり，検査医のマンパワー不足，医療機関の偏在や市町村の財源などの課題を抱えている．こうした課題に加え，胃がん検診の対象集団における罹患リスク群の構成比が昔と今とでは大きく変化しており，従来のように一定年齢の全住民に一律に同じ検査を実施するという検診提供体制自体に大きな課題があることが見えてきた．

2 対策型検診と胃がんリスク

　ヘリコバクター・ピロリ（Hp）感染は確実な発がん因子であり[4]，Hp未感染者からの胃がん発生はきわめてまれであるが，Hp持続感染による胃粘膜炎症と胃粘膜萎縮の進展によって胃がんリスクが上昇すること[5]が明らかとなった．かつての日本人はHp感染率が高く，胃がんの高リスク者が大多数であったため，年齢のみで検診対象を規定しても一定の成果をあげることができた．しかし，近年はHp未感染者が若年者を中心に増加しており[6]，胃がん検診の対象者においても，有病者が極度に少なく将来胃がんに罹患する可能性も低い低リスク集団の存在が大きくなってきている．また，除菌による胃がんリスク抑制効果が報告され[7]，2013年2月のHp感染胃炎の除菌治療に対する保険適用が認められて以降，胃がん検診受診者においても除菌治療を受けた受診者が増加している[8]．

　こうした背景を受け，対策型検診においても，Hp感染による胃粘膜炎症や萎縮情報また除菌の状況を考慮して胃がん罹患リスクを評価し，個別のリスクに基づいた効率的・効果的な検診提供のあり方を模索すべきと考えられるようになった．

表1　胃X線検診のための読影判定区分（カテゴリー分類）

カテゴリー	カテゴリーの説明	管理区分
1	胃炎・萎縮の無い胃	精検不要
2	慢性胃炎を含む良性病変	精検不要
3a	存在が確実でほぼ良性だが，精検が必要な所見	精検該当
3b	存在または質的診断が困難な所見	精検該当
4	存在が確実で悪性を疑う所見	精検該当
5	ほぼ悪性と断定できる所見	精検該当

（文献10）より転載）

3 対策型胃X線検診とHp画像診断

　胃X線読影における背景粘膜診断は，中村の"胃癌の三角"[9]として知られるように胃がん発見効率を高める重要な情報を与えてくれる．また，背景粘膜診断が可能な良好な画像を撮影すること自体が胃X線検診の診断精度の向上にもつながる．

　対策型胃X線検診の読影については日本消化器がん検診学会より「胃X線検診のための読影判定区分（カテゴリー分類）」[10]が公表されている（表1）．このカテゴリー分類では，精検要・不要の判定区分を「病変存在の確からしさ」「良・悪性判定の重みづけ」「胃炎・萎縮の有無」に応じて設定した6つのカテゴリーに細区分している．精検不要区分については，「胃炎・萎縮がないHp未感染相当胃」をカテゴリー1とし低リスク群として扱い，慢性胃炎（Hp現感染・既感染，A型胃炎など）を含む良性病変はカテゴリー2とし高リスク群として扱うことを想定している．このため，胃X線読影においてはHp未感染相当胃と胃炎・萎縮がある胃粘膜（慢性胃炎）とを的確に判別できるように背景粘膜診断の精度を向上させる必要がある．今後，カテゴリー1とカテゴリー2で胃がんの有病率や累積罹患率が明らかに異なることが検証されれば，カテゴリー1の検診間隔の延長や継続検診の対象から外すなどの対応も可能になるかもしれない．

　カテゴリー分類では除菌治療を前提とした管理区分は設定せず，除菌治療などへの対応を含めた事後指導の方針については各検診施設の判断に任せることになっている[10]．胃X線検診による胃炎診断を通して除菌に誘導するとしても，除菌を希望する受診者の受け皿となる医療機関との連携を図るなどの実施体制の整備が必要となるので慎重な対応が必要である．厚生労働省指針[3]では胃がん予防健康教育としてHp感染と胃がんとの関係についての理解を促すことが謳われている．胃X線検診における胃炎診断を通じて，Hp感染と胃がんの関係や除菌治療の胃がん予防効果に関する適正な情報提供や啓発活動を行うことは，これからの胃X線検診に付加された重要な役割である．

4 対策型胃内視鏡検診とHp画像診断

　胃内視鏡検診においても，背景粘膜診断は胃がん発見効率を高める診断価値の高い重要な情報を与えてくれるので，その知見について検査医は習熟しておく必要がある．また，

Hp感染胃炎の内視鏡診断は，除菌治療を保険診療で行う場合には必須である．対策型胃内視鏡検診は，日本消化器がん検診学会による『対策型検診のための胃内視鏡検診マニュアル』[11]に準拠して実施することとされている[3]．対策型胃内視鏡検診は除菌治療への誘導を目的とするものではないが，その診断結果は除菌治療に直結するため，Hp感染胃炎の有無を正しく判定できることが望まれる．Hp感染胃炎の内視鏡診断は『胃炎の京都分類』[12]に詳しくまとめられている（「《1章》3．内視鏡によるHp感染状態（未・現・既感染）の判定方法」参照）．

胃内視鏡検診はマンパワーの確保などの課題を抱えており，その普及にはより効率的な検診提供体制の構築が求められている．胃内視鏡検査による胃がん罹患リスク評価については，木村・竹本分類[13]による内視鏡的萎縮度判定が高リスク群設定に有用であると報告[14]されており，『胃炎の京都分類』[12]ではリスク評価に資する所見のスコア化なども試みられている．対策型胃内視鏡検診においても，低リスク者に対して高リスク者と同じ検診を一律に実施するのは非効率であり，その不利益も大きい．胃がん罹患リスク評価に基づいて，検診対象を高リスク群に集約したり，低リスク群の検診間隔を延長したりすることは，検査医不足が足枷となっている胃内視鏡検診では合理的な対応と考える．

5 個別リスク評価に基づいた対策型検診の提供体制の構築

胃がん罹患リスク評価としては，血清Hp抗体価と血清ペプシノゲン（PG）法を併用した胃がんリスク層別化検査（ABC分類）[15]が知られている．ABC分類ではA＜B＜C（＋D）群の順で罹患リスクが高くなり，3群の層別化が可能と報告されている[16]．しかし，ABC分類は低リスク群の診断精度やB・C群の長期管理方法などに課題を抱えており，これを単独で対策型検診に導入するのはハードルが高い．

胃がん罹患リスクを的確に評価するには，除菌歴の問診聴取も含めたHp感染状態の把握と画像診断による胃粘膜萎縮評価が不可欠であり，血液などによるHp感染検査と画像検査とを組み合わせてリスク層別化を図る必要がある．今後，対策型検診の効率化を図るには，胃がん罹患リスクに基づいて検診間隔や検査方法を設定し，個別リスクに応じた適正な検診が選択できる体制を構築すべきであろう．そうした点からも背景粘膜の画像診断はきわめて重要であり，検診従事者はその習熟に努める必要がある．

（加藤勝章）

文 献

1) 独立行政法人国立がん研究センターがん予防・検診研究センター検診研究部. 科学的根拠に基づくがん検診推進のページ. http://canscreen.ncc.go.jp/kangae/kangae7.html（2017年12月18日閲覧）
2) 平成24・25年度 がん研究開発費「科学的根拠に基づくがん検診法の有効性評価とがん対策計画立案に関する研究」班および平成26年度「検診ガイドライン作成と検診提供体制の政策提言のための研究」主任研究者 斎藤博. 有効性評価に基づく胃がん検診ガイドライン. 2014年度版. 国立がん研究センター がん予防・検診研究センター, 2015.
3) 厚生労働省. がん予防重点健康教育及びがん検診実施のための指針. 平成20年3月31日付け健発第0331058号厚生労働省健康局長通知別添. 平成28年2月4日一部改正.
4) International Agency for Research on Cancer Working Group on the evaluation of Carcinogenic Risks to Humans. Infections with *Helicobacter pylori*. Schistosomes, Liver Flukes, and *Helicobacter Pylori*, International Agency for Research on Cancer, 1994, 177-240.
5) 一瀬雅夫. *H.pylori*関連胃炎の自然史に基づく胃癌発生予防・早期発見. 日消がん検診誌 2008；46(3)：355-64.
6) Hirayama Y, et al. Prevalence of *Helicobacter pylori* infection with healthy subjects in Japan. J Gastroenterol Hepatol 2014；29 suppl 4：16-9.
7) Ford AC, et al. *Helicobacter pylori* eradication therapy to prevent gastric cancer in healthy asymptomatic infected individuals：systematic review and meta-analysis of randomised controlled trials. BMJ 2014；348：g3174.
8) 加藤勝章ほか. 胃X線検診のための読影判定区分と胃炎・萎縮診断成績. 日消がん検診誌 2016；54(4)：539-47.
9) 中村恭一. 胃癌の三角：病理学的に見た胃癌診断の考え方. 胃と腸 1993；28(3)：161-71.
10) 日本消化器がん検診学会ほか編. 胃X線検診のための読影判定区分アトラス. 南江堂, 2017.
11) 日本消化器がん検診学会 対策型検診のための胃内視鏡検診マニュアル作成委員会編. 対策型検診のための胃内視鏡検診マニュアル. 南江堂 2017.
12) 春間賢監, 加藤元嗣ほか編. 胃炎の京都分類. 日本メディカルセンター, 2014.
13) Kimura K. Chronological transition of the fundic-pyloric border determined by stepwise biopsy of the lesser and greater curvatures of the stomach. Gastroenterology 1972；63(4)：584-92.
14) 大野健次ほか. 多施設内視鏡検診における萎縮度による胃癌ハイリスク設定の試み. 日消がん検診誌 2015；53(2)：212-6.
15) 認定NPO法人日本胃がん予知・診断・治療研究機構編. 胃がんリスク検診（ABC検診）マニュアル, 改訂2版. 南山堂, 2014.
16) Terasawa T, et al. Prediction of gastric cancer development by serum pepsinogen test and *Helicobacter pylori* seropositivity in Eastern Asians：a systematic review and meta-analysis. PLoS One 2014；9(10)：e109783.

3 今後の展開

2. Hp画像診断と検診の今後

2) Hp画像診断と任意型検診の今後

1 任意型胃がん検診におけるHp感染診断の意義とあり方

　任意型検診とは，個人の死亡リスクの減少を目的とし，医療機関や検診機関が任意に提供する医療サービスであり[1]，施設における人間ドックや総合健診がこれに相当する．対策型検診とは対照的であり，対象年齢や検査間隔の設定は基本的にはサービス提供側の任意である．検査内容については，エビデンスに沿ったサービスを提供することが望まれるが，必ずしも集団の死亡率減少効果証明を必要とせず，真に受診者に必要な検診を提供できる強みがある．

　2013年2月より保険収載されているヘリコバクター・ピロリ（Hp）感染胃炎の診断と事後指導については，任意型検診の場では必須といえよう．ぜひ本書で述べられているHp画像診断法を活用し，各受診者のHp感染状態の判定につなげていただきたい．事後指導については，現感染が疑われる者にはHp検査と除菌治療の情報を，既感染および未感染者には適切な検査方法と検査間隔を指導することが望まれる[2]．

2 胃X線検査のあり方と注意点

　胃X線撮影では，NPO法人日本消化器がん検診精度管理評価機構によって「基準撮影法2」が勧められている．食道や圧迫撮影も含めた多くの画像情報が得られ，Hp感染診断にも有利である．

　任意型検診ではより積極的な追加撮影が望まれる．追加撮影は局所病変の存在診断や質的診断のみならず，描出不良部位がある場合に追加して行う任意の撮影も含んでいる．描出不良となるケースは，腸の重なり以外に，高度の牛角胃や変形胃，ローリング困難な高齢者や肥満者に伴うバリウム付着不良がある場合，さらにHp現感染による腫大ひだや滲出液で付着不良となる場合がある．限られた時間に任意撮影を追加するかどうかの判断は放射線技師の裁量に任せられているが，この場合，撮影時にHp感染状態をある程度判定できれば参考になるものと思われる．反対に，撮影時にHp未感染相当と判断できる比較的若年の受診者に対しては，「基準撮影法1」に切り替えるなど，被曝量を低減する工夫も考慮可能であろう．

　撮影技師は必ず自分の撮影画像を後で見直し，局所病変やHp感染状態に関するコメントを読影医に伝えることが望ましい（読影補助）．熟達したX線読影医が減少する中，今後の放射線技師の役割はすこぶる重大である．

3 胃内視鏡検査のあり方と注意点

　内視鏡検査においてもHp感染状態の診断は必須である．Hp現感染と判定できれば，検査終了後，受診者に直接，検査や除菌治療などの情報提供や指導が可能である．その場でHp検査を追加可能な施設もあるだろう．既感染者や未感染者にも次回の検診方法や時期をアドバイスできる．

　感染状態の判定が困難な症例では，画像強調や色素を用いて正確な判定を目指したい．最低限，胃の全域を系統的に撮影するようにし，判定に迷う症例ではダブルチェックで検討する．ただ，胃がん検診で最も重要なことは早期がん発見のために繰り返し検診を受けてもらうことであるから，Hp感染状態の診断に必要以上の時間をかけて受診者に苦痛を与えるといったことは避けなければならない．

　検査時にHp感染に関する問診内容が参考になるが，受診者の言ったことが必ずしも正しいとは限らず，約15％は実際には間違っていたとの報告がある[2]．過去に除菌成功歴があるにもかかわらず，本人が忘れている場合や医師に失敗と告げられている場合，また，別の感染症の治療で抗菌薬を使用し，偶然Hpも除菌された場合（偶然除菌）などである．単純な記憶違いも多い．内視鏡医は問診内容を鵜呑みにせず，あくまで画像所見を重視して診断すべきである．

　以上から考えると，内視鏡検診における検査医は消化器内視鏡を専門とする医師が望ましいということになる．実際には経験年数が浅い医師も従事しているであろうから，ダブルチェックによる不良写真の指摘や改善など，常にしっかりした精度管理を行っていく必要がある．

4 血清診断のあり方と注意点

　任意型検診では，画像検査におけるHp感染診断を補助するものとして，簡便性と客観性などを考慮し，血清Hp抗体やペプシノゲンなどがオプションとして設定されていることが多い．筆者らの施設では，Hp感染胃炎の保険収載以後，画像による感染診断を補完する目的で，両血清検査の実測値を人間ドックの基本項目に加えており，それによって受診者全員の感染状態の判定が可能になっている[2]．全員に測定する意義は，Hpに無知あるいは興味のない受診者に対し，胃がんリスクを指摘し除菌治療に誘導することにある．これは任意型検診ならではの試みである．

　さて，当院ドックではHp抗体とペプシノゲンを測定しているが，あえて胃がんリスク層別化検査（ABC分類）のようなリスク層別化は行っていない．画像検査にABC分類を併用した場合，かえって混乱や不都合が生じる可能性があるからである．例えば，A群では一般に10〜20％のHp現感染または既感染者が含まれるため，画像所見とABC分類の結果に矛盾が生じ，受診者を混乱させてしまう可能性がある．また，内服中の薬剤や既往疾患などにより分類できないケースがあることや，抗体の測定キットによってカットオフ値や実測値の分布状況が異なることも問題である．したがって，ABC分類を画像検査に併

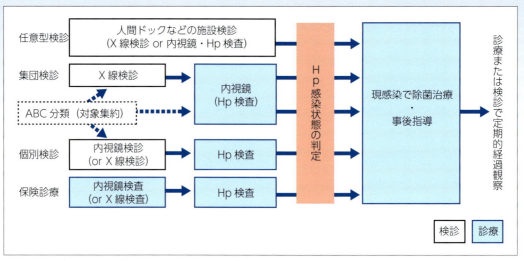

図1 胃がん・Hp感染のスクリーニング方法とその後の流れ

用する場合は，Hp抗体やペプシノゲンの特徴や限界を熟知した専門の医師が従事していることが必須であるが，それでもある程度の運用の煩雑さは避けられないであろう[3]．ABC分類のあるべき役割は，対策型検診における対象集約や受診者の新規掘り起こしではないだろうか(図1)．

5 今後予想される任意型胃がん検診とそのあるべき姿

　わが国の胃がん検診はX線と内視鏡を車の両輪として実施される時代になった．一方では，Hp感染率の低下と除菌治療の増加によって，現感染者が減り，既感染者と未感染者が著増している．

　任意型検診において，胃がん検診の方法や間隔を受診者にアドバイスする際は，さまざまな因子を考慮する必要がある．例えば，Hp感染状態，胃がんリスク，受診者の希望や，検査の受容性などを考える必要があるが，実はそれだけでは不十分である．食道がんリスクや，逆流性食道炎，A型胃炎，薬剤性変化など，その他さまざまな疾患の経過観察の必要性も念頭に置かねばならない．すなわち，今後の任意型検診は，Hp感染胃炎の診断も含む「上部消化管健診」の性質を帯びてくる．受診者個々に対するテーラーメード的対応がますます求められる時代となるであろう．

　それでも，これらさまざまの上部消化管疾患は，Hp感染状態に影響を受けるものが多いことに気づく．現代人に多い機能性ディスペプシアなどは，Hp陰性であることが診断上重要である．任意型検診において胃検査が不要となる時代は決して来ない．Hp感染状態を背景粘膜から診断できる技師あるいは内視鏡医の教育は今後も重要と考えられる．

（安田　貢）

文献

1) 日本消化器がん検診学会. 消化器がん検診用語集(改訂版). 日消がん検誌 2008；46(3)：81.
2) 安田貢ほか. 任意型X線検診における*H.pylori*感染状態の判定法の現状と課題―対策型検診への導入を目指して―. 日消がん検誌 2015；53(1)：17-29.
3) 安田貢ほか. 人間ドックや生活習慣病健診の胃X線検査における *Helicobacter pylori* 感染状態の判定とその応用. Helicobacter Research 2015；19(6)：551-9.

3 今後の展開

3. 胃がん予防，胃がん死撲滅の戦略

1 はじめに

　2016年のわが国の部位別がん死亡数を見ると，胃がんは男性では肺がんに次いで2位，女性は4位であり，年間45,000人以上が胃がんで死亡している．2013年の部位別がん罹患数の推計値では胃がんは男性1位，女性3位，男女合計で1位であり，毎年13万人以上が胃がんに罹患している．胃がん死亡数は1960年代に胃がん検診が開始されて以降も毎年5万人前後と減少することなく横ばいであったが，2000年から徐々に減少傾向となり，2016年には45,000人と約10％減少している．人口の高齢化にもかかわらず胃がん死亡数が減少傾向になっている（図1）．

2 胃がんの原因と胃がんリスク

　3つの疫学研究の結果からWHO/IARCは1994年にヘリコバクター・ピロリ（Hp）を胃がんの確実な発がん因子と定め，その後，前向きコホート研究[1]とスナネズミを用いたHp感染モデルでの胃がん発生の報告[2]により，Hp感染が胃がんの原因であることが科学的にも証明された．また，日本で発見される胃がんのうち，Hp感染以外が原因である胃がんの割合は0.4～0.6％程度[3,4]であり，ほとんどの胃がんの原因はHp感染胃炎を背景と

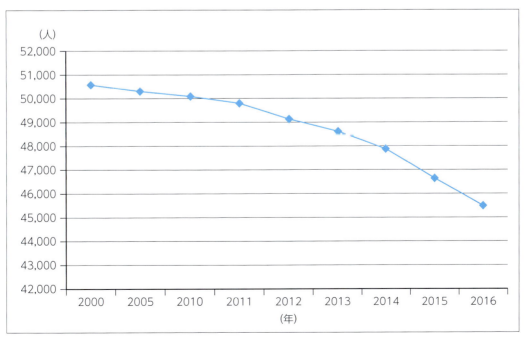

図1　胃がん死亡数
（国立がん研究センターがん対策情報センター）

していることが明らかになった．また，Hp感染者の中では，粘膜萎縮の程度で胃がんリスクが大きく異なっており，中等度から高度萎縮は胃がんのハイリスクである[5]．胃X線検診における前向き研究でも，萎縮の有無，ひだ腫大の有無で胃がんリスクが異なることが報告され[6]，Hp感染と中等度以上の粘膜萎縮，ひだの腫大などを考慮することによって，胃がんリスクの層別化も可能なことが明らかとなった．

3 一次予防

　Hp感染が胃がんの原因であることが明らかになり，Hpの除菌による胃がん予防効果の検討が行われた．除菌による効果についてランダム化試験（RCT）で差を証明するためには，胃がん発生率が低いほど，多数の症例と長い観察期間が必要になるため，胃がんリスクの最も高い胃がん内視鏡治療後を対象としたRCTが行われた．この研究の結果，胃がん発症のリスクを1/3程度減少させることが報告され，ヒトでの除菌治療による胃がん予防効果が初めて示された[7]．続いて，消化性潰瘍に対する除菌治療による胃がん予防効果は多数の前向きコホート研究で示され[8,9]，Hp胃炎のみを対象としたRCTでは15年の観察期間で有意な予防効果が示された[10]．

　このように原因であるHpの除菌療法により胃がん予防効果があることが次々に報告され，胃がんは一次予防が可能ながんであることが明らかとなった．2013年にHp感染胃炎に対する除菌治療が保険適用となり，一次予防が保険診療でも可能となったが，Hp感染の多くは幼少期であり，成人以降の除菌治療ではすでに胃粘膜の萎縮が進んでしまっているため，除菌後の胃がんも発見されている．厚生労働省加藤班の除菌後胃がんの発生率の検討[11]では，胃がんの内視鏡治療後は2.85%，胃潰瘍で0.64%，胃炎で0.33%，十二指腸潰瘍では0.08%の胃がん発生が報告されており，除菌時の原疾患，萎縮の程度によって除菌後胃がんの発生率は大きく異なるため，なるべく早い時期の除菌が望ましい．

4 二次予防

　地域がん登録によるがん生存率データ（2006～2008年確診例）で胃がんは早期（限局期）発見により95.9%と高い5年生存率が得られており，救命可能ながんである．また，成人以降の除菌による胃がん予防効果は100%ではなく，除菌後であっても胃がん検診などによる二次予防が重要な役割を果たすことは確実である．

　2014年のガイドライン改訂，2016年の厚生労働省指針の改訂により，対策型胃がん検診の方法として内視鏡検診が加わり，従来の胃X線検査に加えて，内視鏡検査による胃がん検診が可能となった．胃の画像検査（胃X線検査，胃内視鏡検査）によりHp未感染と感染，萎縮の程度，ひだ腫大の有無の診断などが可能であり，胃がんリスクに応じた検査とHp陽性者に対するHp検査，除菌治療への誘導を行うべき時代になったといえるだろう．

　このような現況をふまえ，今後の内視鏡検診では，Hp感染または感染既往では胃がんリスクを考慮して慎重に内視鏡検査を行うことを推奨したい．特にC-3以上の中等度から

高度萎縮やひだの腫大を認めた場合，胃がんハイリスクとして胃内をくまなく観察し，NBI（narrow band imaging），BLI（blue laser imaging），LCI（linked color imaging）などの特殊光観察やインジゴカルミンによる色素内視鏡なども併用するなどして早期胃がんの発見に努めることが重要である．一方，Hp未感染者は胃がんリスクがほとんどないものの，U領域の胃底腺型胃がん，腺窩上皮型胃がん，M領域，特に胃角から前庭部の腺境界部付近に白色調のⅡbとして認める印環細胞がん，胃食道接合部付近などに注意して観察する．これまで同様に高い受診率を目指すことに加え，胃がんリスクに応じた観察を効率良く行い，より確実な二次予防の達成に向けて努力することが望ましい．

5 胃がん予防，胃がん死撲滅の戦略

　除菌治療による胃がんの一次予防の具体的方法はさまざまな意見があるが，1つの方法として年代別に整理してみたい．

　胃がん検診の対象となる50歳以上は胃がんハイリスクの年代であり，胃がん検診の受診率を上げ，可能な限り多くの対象者に画像検査を受けるように推奨することが最も重要である．次に，検診時にHp除菌歴を確実に問診し，背景粘膜診断を行うことが重要である．つまり，Hp現感染が疑われる場合には必ずHp検査に誘導するように健康教育をし，過去の感染が疑われる場合には定期的な検診受診を強く勧奨するのである．一方，画像検査による検診を受診しない人に対しては，血清を用いた胃がんリスク層別化検査（ABC分類）や血清または尿中Hp抗体検査の機会を設け，陽性者は医療機関での内視鏡検査と除菌治療に誘導する仕組みが望ましい．この場合，除菌後は胃がんハイリスク者として胃がん検診受診の継続を強く勧奨する．これによって除菌治療による一次予防効果と，検診勧奨による二次予防効果が期待できる．

　胃がん高リスクでない50歳未満の成人では，胃がん死亡数は1年に1,000〜1,200人であり，胃がん死亡数全体の2％と少ない．しかし，働き盛りの世代であり，本人・家族・社会への影響が大きく，最も対策が望まれる世代ともいえる．新指針で胃がん検診から外れてしまうこの年代では，除菌後症例を除けば抗体検査の偽陽性は少なくHp感染率が20％以下と少ないことをふまえ，全例に画像検査を行うのではなく，血清や尿を用いたHp抗体検査やABC分類をまず行うことを推奨したい．陽性者に対してのみ内視鏡検査を行うことでHp未感染者に画像検査の負担をかけず，効率的に胃がんリスク者に内視鏡検査を行うことが可能である．この年代では，Hp検査を行い，陽性者に対して保険診療で内視鏡検査とHp除菌を行うことで，胃がん一次予防と二次予防を目指したい．

　中高生など青少年期については，Hp胃炎に対する考え方の違いなどによりさまざまな意見がある．しかし，Hp感染の多くが幼少期に起こること，中学生以降では成人と同様の検査・治療が可能で再感染率も低いことから，予防医学，施策という観点からは，尿中抗体検査など侵襲のない検査によるtest & treatでの一次予防を行うことが望ましい（図2）．しかし，除菌治療は小児では保険適用がないことや副作用などの問題点も指摘されている．保険適用についてはPPIなど他の小児科で使用する保険適用外の薬剤と同様に医

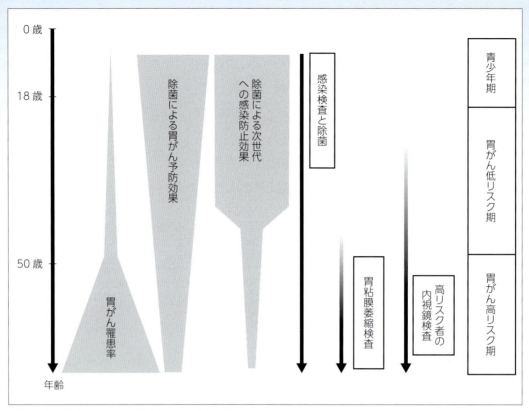

図2　Hpに関連した胃がん予防の模式図
(日本ヘリコバクター学会ガイドライン作成委員会編．*H.pylori*感染の診断と治療のガイドライン，2016改訂版，2016，P.60，図1から日本ヘリコバクター学会より許諾を得て転載)

師が必要と認めた場合は現在でも保険診療として除菌が行われている．例えば北海道のA市では厚生局に確認し，中学生でも内視鏡検査を受けて除菌する場合には保険診療で行うことになっている．内視鏡を行わずtest & treatで除菌を行う場合，新潟県B市では損害賠償保険に加入している．このように，さまざまな考え方，方法があり，今後のコンセンサス形成が望まれる．この年代では胃がん罹患・死亡ともにほとんどないことから，胃がん家族歴や症状・検査の希望がない場合には，内視鏡検査をせずに自由診療や行政の施策として除菌治療を行うことが可能である．しかし，この場合は十分な説明のうえ，本人と親権者の理解と同意が必要である．ただし，尿中抗体検査は感度，特異度ともに高いものの陽性反応適中度が低く，陽性者の30〜40%程度が蛋白尿などによる偽陽性であるため[12]，陽性者には尿素呼気試験などによる二次検査を行い，真の陽性であった場合のみ除菌治療が考慮されるべきである．

　動物実験の結果や，肝炎からの肝がんなど他の感染症由来のがん予防から，感染早期のこの時期に除菌を行うことが最も胃がん予防効果が高いと考えられるが，胃がん発症年齢までの期間が長いため予防効果のエビデンスはない．そのため，この時期に除菌が成功しても，胃がんの有無と胃がんリスクの評価のため，20歳前後に一度は画像検査を受けて評価することが望ましいと考えられている．

6 おわりに

　胃がんリスクはHp未感染か否か，および萎縮の程度やひだ肥厚の有無により明らかに異なる．すなわち，リスク層別化が可能である．また，除菌治療による胃がん予防効果も明らかになった．抗体検査やリスク層別化検査，あるいは画像検査による背景粘膜診断で，多くが無症状であるHp陽性者を発見し，除菌治療に誘導する．感染者，除菌後など感染既往者は胃がんハイリスクとして胃がん検診を確実に継続するよう強く勧奨し，胃がんの早期発見に努める．このように一次，二次予防を組み合わせていくことにより，胃がん死は確実かつ大幅に減らすことが可能である．社会的対策として，これまで以上にしっかりと対策を進めていくことが望まれる．

（間部克裕）

文献

1) Uemura N, et al. Helicobacter pylori infection and the development of gastric cancer. N Engl J Med 2001 ; 345(11) : 784-9.
2) Watanabe T, et al. Helicobacter pylori infection induces gastric cancer in mongolian gerbils. Gastroenterology 1998 ; 115(3) : 642-8.
3) Ono S, et al. Frequency of Helicobacter pylori-negative gastric cancer and gastric mucosal atrophy in a Japanese endoscopic submucosal dissection series including histological, endoscopic and serological atrophy. Digestion 2012 ; 86(1) : 59-65.
4) Matsuo T, et al. Low prevalence of Helicobacter pylori-negative gastric cancer among Japanese. Helicobacter 2011 ; 16(6) : 415-9.
5) Masuyama H, et al. Relationship between the degree of endoscopic atrophy of the gastric mucosa and carcinogenic risk. Digestion 2015 ; 91(1) : 30-6.
6) Yamamichi N, et al. Atrophic gastritis and enlarged gastric folds diagnosed by double-contrast upper gastrointestinal barium X-ray radiography are useful to predict future gastric cancer development based on the 3-year prospective observation. Gastric Cancer 2016 ; 19(3) : 1016-22.
7) Fukase K, et al. Effect of eradication of Helicobacter pylori on incidence of metachronous gastric carcinoma after endoscopic resection of early gastric cancer : an open-label, randomised controlled trial. Lancet 2008 ; 372(9636) : 392-7.
8) Take S, et al. The effect of eradicating Helicobacter pylori on the development of gastric cancer in patients with peptic ulcer disease. Am J Gastroenterol 2005 ; 100(5) : 1037-42.
9) Mabe K, et al. Does Helicobacter pylori eradication therapy for peptic ulcer prevent gastric cancer? World J Gastroenterol 2009 ; 15(34) : 4290-7.
10) Li WQ, et al. Effects of Helicobacter pylori treatment on gastric cancer incidence and mortality in subgroups. J Natl Cancer Inst 2014 ; 106(7) : pii : dju116.
11) 加藤元嗣．厚生労働科学研究費補助金がん臨床研究事業「ピロリ菌除菌による胃癌予防の経済効果に関する研究」，平成24年度総括・分担研究報告書，2013
12) Mabe K, et al. Diagnostic accuracy of urine Helicobacter pylori antibody test in junior and senior high school students in Japan. Helicobacter 2017 ; 22(1) : doi : 10.1111/hel.12329.

コラム 機能性ディスペプシアとHp

　機能性ディスペプシア functional dyspepsia（FD）とは，日本消化器病学会のガイドラインでは「症状の原因となる器質的，全身性，代謝性疾患がないのにもかかわらず，慢性的に心窩部痛や胃もたれなどの心窩部を中心とする腹部症状を呈する疾患」と定義されている[1]．

　その病態については，胃適応性弛緩障害，胃排出障害，内臓知覚過敏，社会的因子，胃酸分泌，遺伝的要因，心理的要因，サルモネラ感染などの感染性腸炎の既往，アルコールや喫煙などの生活習慣，胃形態など多因子が関与しているものと考えられているが，ヘリコバクター・ピロリ（Hp）感染もその因子の1つとして考えられている[1]．しかしながら，Hp感染に伴う炎症がディスペプシア症状の発現に及ぼす病態の詳細[2]や，疫学的な検討によるHp感染とFDとの関連は明確ではない[1]が，Armstrongによるメタアナリシス*では，ディスペプシア症状のある患者でのHp感染率は健常人に比べオッズ比2.3（95％信頼区間：1.9〜2.7）であり，ディスペプシア患者においてHp感染者が有意に多かったと報告されている[3]．

　また，Hp除菌によるディスペプシア症状の改善については，対象や評価方法などの違いにより，海外および本邦においても一定の成績は得られていない[2]．しかし，MoayyediらによるメタアナリシスではHp，その有効性が示されており[4]，またアジアにおける有効性が欧米諸国よりも高いことがその後の他のメタアナリシスにより報告されている[5,6]．さらに，除菌後ある程度時間が経過してからの評価でその有効性がみられるといったメタアナリシスの結果も報告されている[6,7]（表1）．このことから，Hp感染はすべてのFD患者の原因ではないものの，ディスペプシア症状の誘因の1つと考えられ，Hp除菌は一部の症例には効果発現まで時間がかかるものの，ディスペプシア症状の改善には有効であると考えられる．

　このような，FDの中でもHp除菌により症状が改善するディスペプシアはFDと分けるべきとの考えもみられ[8,9]，「京都国際コンセンサス会議」でこの問題が討議された．その結果，Hp除菌治療を行い，6〜12ヵ月経過後，ディスペプシア症状が消失または改善している場合にはHp関連ディスペプシア（*H. pylori*-associated dyspepsia）と定義することとなった[10]．この概念は日本消化器病学会のガイドラインにも取り上げられ，FDを臨床上疑った場合には上部消化管内視鏡検査を施行し，器質的疾患の除外のうえ，胃炎の所見を認めた際には，Hpの感染診断をまず行うことが推奨される．感染診断の結果，Hp陽性と診断されたFD患者には，胃がん予防の意味も含めて，まずは第一選択として除菌治療を行い，症状の経過を除菌後6〜12ヵ月観察し，Hp関連ディスペプシアか否かを診断する．除菌治療を行っても症状が不変あるいは再燃する症例は治療抵抗性のFDとして診断し，通常のFDの治療アルゴリズムへ進み，酸分泌抑制薬，消化管運動改善薬，抗うつ薬など

＊メタアナリシス：複数の臨床研究のデータを収集・統合し，統計的方法を用いて解析する研究方法．

表1 Hp除菌によるFD症状への効果についてのメタアナリシス

報告者	報告年	対象国,地域	対象研究数	対象症例数	評価項目	除菌による相対危険度・オッズ比	NNT
Moayyedi ら[4]	2006	国際的検討	17	3,186	除菌3～12ヵ月後での症状残存	相対危険度0.90（95%CI：0.86～0.94）	14（95%CI：10～25）
Jin ら[5]	2007	中国	7	761	除菌1～12ヵ月後での症状改善	オッズ比3.61（95%CI：2.62～4.98）	4
Zhao ら[6]	2014	国際的検討	14	2,993	除菌12ヵ月後での症状改善	オッズ比1.38（95%CI：1.18～1.62）	15
Du ら[7]	2016	国際的検討	25	5,555	除菌3～12ヵ月後での症状改善	相対危険度1.23（95%CI：1.12～1.36）	記載なし

95%CI：confidence interval（信頼区間），相対危険度・オッズ比の95%CIが1をまたがなければ統計学的に有意差があるとされる．
NNT：number needed to treat，1人が改善効果を得るために必要な症例数．

による治療を考慮することとなる[1]．

以上，FDとHpについて概説した．詳細に関しては，ガイドライン[1]やその他の総説[2,11]も参照されたい．

（吉澤和哉・鎌田智有）

文献

1) 日本消化器病学会編．機能性消化管疾患診療ガイドライン2014―機能性ディスペプシア（FD）．南江堂，2014．
2) 鎌田智有ほか．機能性ディスペプシアとH. pylori除菌治療．日本ヘリコバクター学会誌 2017；19(1)：2-7．
3) Armstrong D. Helicobacter pylori infection and dyspepsia. Scand J Gastroenterol Suppl 1996；215：38-47．
4) Moayyedi P, et al. Eradication of Helicobacter pylori for non-ulcer dyspepsia. Cochrane Database Syst Rev 2006；(2)：CD002096．
5) Jin X, Li YM. Systematic review and meta-analysis from Chinese literature：the association between Helicobacter pylori eradication and improvement of functional dyspepsia. Helicobacter 2007；12(5)：541-6．
6) Zhao B, et al. Efficacy of Helicobacter pylori eradication therapy on functional dyspepsia：a meta-analysis of randomized controlled studies with 12-month follow-up. J Clin Gastroenterol 2014；48(3)：241-7．
7) Du LJ, et al. Helicobacter pylori eradication therapy for functional dyspepsia：Systematic review and meta-analysis. World J Gastroenterol 2016；22(12)：3486-95．
8) Sugano K. Should we still subcategorize Helicobacter pylori-associated dyspepsia as functional disease? J Neurogastroenterol Motil 2011；17(4)：366-71．
9) Suzuki H, et al. What is the difference between Helicobacter pylori-associated dyspepsia and functional dyspepsia? J Neurogastroenterol Motil 2011；17(2)：124-30．
10) Sugano K, et al. Kyoto global consensus report on Helicobacter pylori gastritis. Gut 2015；64(9)：1353-67．
11) 正岡建洋，鈴木秀和．機能性胃腸障害のすべて：機能性ディスペプシア 機能性ディスペプシアの病態―microbiotaと微小炎症．医学のあゆみ 2015；252(6)：722-6．

編集あとがき

「せっかくだから本にしようか？」

この一言がきっかけでこの本づくりは始まった．昨年6月，第8回「ピロ研」前夜のことである．

「ピロ研」には毎回，参加型の演習コーナーがある．皆が本にしたいと思ったのはこの部分であった．そして実現したのが「2章 症例提示」である．この章がいわば本書のベース部分に相当する．ちなみにこの「ピロ研」演習，全問正解するのはかなり難しい．私にはX線の既感染はけっこう敷居が高かったのだが，大阪から参加されるある先生は毎回ほぼ全問正解される．それを目の当たりにして，ずいぶん刺激を受けてきた．本章に目を通された読者は驚かれるであろう．X線画像とそれを裏づけるデータと内視鏡像がきちんと示されている．今までこれだけそろった類書はなかったのではないか．もちろんピロリの鑑別が中心であるが，ピロリ以外の症例も目を見張るものがある．ここで飽き足らない読者は「オンライン補充問題」でさらに診断力をみがくこともできる．

「1章 診断法」は予定より大部になってしまった．ピロリ抗体価とPG法については，単に（＋）（－）の判定だけではだめだという認識はずいぶん広まったが，一方で数値の解釈にまでは踏み込めないと感じておられる方も多いのではないか．加えてキットの違いによる混乱も生じている．血清診断の項目を読むと，その明快な筆致によって，これらの疑問と混乱は解消するであろう．2つ目のX線の項目は，背景粘膜とひだ性状から診断する基礎編と，胃小区の詳細に踏み込んだ上級編の2つからできている．特に後者における画像の質と量，詳細な分析には圧倒される．ピロリX線診断と胃がんリスク評価の双方を体系づける大作となった．ピロリ胃炎の内視鏡所見は機種や設定によって見え方が変わるので誤解や混乱も生じている．内視鏡の項目は，この点にも注意を喚起しながら詳細な解説が展開されている．もっとも，本稿の最たる特徴は，重要所見と付随的所見を区別し診断の核心をついていることである．この章の各稿は，多くの議論を経て完成度が高められた．結果，初心者のみならず上級者のニーズにもかなうものになったと思う．読者は「2章 症例提示」で演習した後，この章を熟読し，再度症例にチャレンジされるとよい．

「3章 今後の展開」では，胃がん検診の課題と今後の方向性が示されている．同時にいくつかの未解決の問題も率直に提起されている．例えば，「ABC分類は単独でも対策型検診に位置づけられるのか」「X線検診ではピロリ胃炎全例を拾い上げるのか，特定の所見のみをリスクとして拾い上げるのか」「対策型検診ではピロリ感染情報の提供と除菌誘導はすべきか，あるいは時期尚早なのか」「若い世代には何をどこまでやるべきか，除菌はするのか」「ピロリ未感染者の画像検診は何年間隔にするのか」などであろうか．これらはいずれも「リスク層別化・効率化，予防戦略」に関わる論点である．読者は各稿のニュアンスの違いにも気づかれるであろう．異論があっておかしくない．一方で，中島先生は巻頭言の「本書

の基本的コンセプト」で「本書は，（中略）リスク層別化や効率的な胃がん検診・胃がん死予防戦略に応用することを目指している」と述べている．われわれはこの目標にどれだけ迫れたであろうか．読者も一緒に考えてほしい．

2つの「コラム」を寄稿していただいた．FDの項では，FDの概要とピロリ除菌の位置づけが簡潔に紹介されている．また，もう1つのアンサーパッドのページを読んで「ピロ研」の魅力を知った読者は，ぜひこの会に参加していただきたい．

編集過程では執筆者と編集委員の間で度重なる意見交換がなされた．数度に及ぶ改変で執筆者を大いに悩ませてしまったこともあった．しかし，フランクで自由な議論こそが「ピロ研」のとりえでもある．出来上がった本書はそこに強みがある．

2018年2月
編集委員長
寺尾秀一

索引

和 文

■あ

網目模様　10

アンサーパッド　128

胃X線検診のための読影判定区分　141

胃炎の京都分類　38

胃がん死撲滅　149

胃がん内視鏡検診　136

胃がんの原因　147

胃癌の三角　16

胃がん予防　149

胃がんリスク　140, 147

胃がんリスク層別化検査　5

胃がんリスクを考慮したX線検診　132

萎縮　53

胃小区　17

一次予防　148

胃底腺ポリープ　43, 61

胃粘膜亀裂　61

陰性高値　2

黄色腫　57

オンライン補充問題　130

■か

カテゴリー分類　9, 132, 141

機能性ディスペプシア　152

偶然除菌群　136

血清Hp抗体　2

好酸球性胃腸炎　126

■さ

敷石様変化　61

自己免疫性胃炎　34, 59, 112

静岡方式　138

腺窩上皮過形成性ポリープ　57

前庭部胃小区　24

粗糙型　12

■た

対策型X線検診　9, 132

対策型検診　140

対策型検診のための読影判定区分　9, 132

対策型内視鏡検診　135

体部胃小区の分類　19

多角形胃小区　21

蛇行　51

多発白色扁平隆起　61

地図状発赤　48

腸上皮化生　54

点状発赤　53

鳥肌　55

鳥肌胃炎　82

■ な

内視鏡撮像方式　38

内視鏡による背景胃粘膜診断　135

二次予防　148

任意型検診　144

粘膜腫脹　45

■ は

背景胃粘膜の三角　17

白濁粘液　45

ひだ腫大　51

ひだの性状　11, 25

ひだの分布　13, 26

びまん性発赤　43, 47

ビロード様　9

ピロリ菌感染を考慮した胃がん検診　132

フリース様　22

平滑型　9, 19

ペプシノゲン法　2

ベルベット様　9

■ ま

慢性活動性胃炎　74, 78, 82, 86, 90, 94

慢性非活動性胃炎　100, 106

水戸方式　139

免疫クロマト法　2

■ ら

リスク層別化　148

隆起型びらん　42

稜線状発赤　41

欧　文

■ A

A型胃炎　34, 59, 112

ABC分類　5

■ C

CLEIA法　2

collagenous gastritis　116

■ E

EIA法　2

E-learning　130

■ F

FD　152

■ H

Hp画像診断　140, 144

Hp感染診断　9, 16, 40

Hp既感染　13, 29, 135

Hp現感染　11, 29

Hp再感染　7

Hp未感染　9, 28

■ I

IgG抗体　2

■ L

LA法　2

Learning Pyramid　128

■ N

NHPH（感染性）胃炎　62, 124

■ P

PG I　4

PG II　4

PPI関連胃症　34, 62, 120

■ R

RAC　40

検印省略

X線と内視鏡の比較で学ぶ
H. pylori胃炎診断
新時代の胃がん検診を目指して

定価（本体 5,000円＋税）

2018年4月13日　第1版　第1刷発行
2019年7月8日　　同　　第2刷発行

編　者　ピロリ菌感染を考慮した胃がん検診研究会
発行者　浅井　麻紀
発行所　株式会社 文 光 堂
　　　　〒113-0033　東京都文京区本郷7-2-7
　　　　TEL（03）3813-5478（営業）
　　　　　　（03）3813-5411（編集）

Ⓒピロリ菌感染を考慮した胃がん検診研究会, 2018　　印刷・製本：壮光舎印刷

乱丁，落丁の際はお取り替えいたします．

ISBN978-4-8306-2104-8　　　　　　　　　　　　　　Printed in Japan

- 本書の複製権，翻訳権・翻案権，上映権，譲渡権，公衆送信権（送信可能化権を含む），二次的著作物の利用に関する原著作者の権利は，株式会社文光堂が保有します．
- 本書を無断で複製する行為（コピー，スキャン，デジタルデータ化など）は，私的使用のための複製など著作権法上の限られた例外を除き禁じられています．大学，病院，企業などにおいて，業務上使用する目的で上記の行為を行うことは，使用範囲が内部に限られるものであっても私的使用には該当せず，違法です．また私的使用に該当する場合であっても，代行業者等の第三者に依頼して上記の行為を行うことは違法となります．
- JCOPY〈出版者著作権管理機構 委託出版物〉
  本書を複製される場合は，そのつど事前に出版者著作権管理機構（電話03-5244-5088, FAX 03-5244-5089, e-mail: info@jcopy.or.jp）の許諾を得てください．